発達障害に
気づかなかった
あなたが
自分らしく
働き続ける方法

NPO法人えじそんくらぶ代表
高山恵子

すばる舎

はじめに

みなさんは、こんなことで悩んだ経験はありますか？

「今まで、それなりに何とかやってきたのに、就職してからというもの、なぜか、いつもうまくいかない。どうも自分の実力が出し切れていないように感じる」

「自分は〝そこそこできる〟と思っていたのに失敗ばかり」

「こんなにがんばっているのに、どうして認めてもらえないのか？」

「〝自分はダメだ〟と思い始めると体が重く、何もできなくなる…」

「人が簡単そうにやっていることなのに、うまくできない自分が惨めでたまらない」

「この職場は自分に合っているのか、それとも自分の努力が足りないのだろうか？」

「どうも自分の能力にはアンバランスさがあるみたいだ」

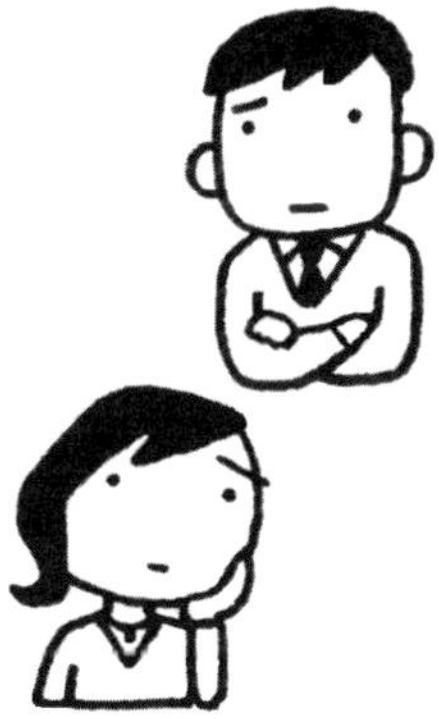

学生時代ずっと「私は人と何かが違う」と感じてきました。就職してからも、最初は〝不全感〟と〝苦手意識〟で押しつぶされそうになっていました。紆余曲折《うよきょくせつ》を経て、留学先で「ＡＤＨＤ」というキーワードに出会い、これらの悩みの原因が明確になり、人生が一気に変わったという体験をしました。

これまで私は大きな失敗をたくさんして、つらい思いもたくさんしました。その中でいろいろ試行錯誤もして〝ここがポイントだ〟と思うことを選んでこの本で紹介しています。日ごろ臨床心理士として支援しているケースも紹介し、より具体的に理解していただけるように工夫しました。

〝あなた〟と〝あなたがサポートしたいと思っている人〟にとって参考になることが一つでもあれば、私たち（ケース事例のお話を提供してくださった方と私）のような失敗をせずにすむ方法を早めに知ることができます。それが可能となれば、私たちにとっても、自分の過去の体験を話すことで誰かの役に立つということがわかり、過去の失敗が無駄ではなかったと思えるのです。

自分の特性に合った対処法を身につけ、ストレスを軽減する環境を整えることができれば、その人にある特性は障害ではなく個性の範疇になり、さらにはその特性をプラスに生かすこともできます。

ただし、全ての人に有効なモデルやスキルはないので、自分でマイマニュアルを作る必要があります。この本では、そのために必要な項目を解説しています。

会社などで結果を出すためのスキルはたくさんあり、それは複雑な歯車の一つひとつのようなもので、結果が出ない時は同じミスをくり返しがちです。もしかしたら何か大切な歯車の一つであるスキルが見つかっていないから、実力が出せないのかもしれません。

それにはまず、自分自身の理解が必要です。「メタ認知（自分の思考、行動を客観的に把握し、認識し、適切な言動を選ぶこと）」（↓59ページ）を使うことが、まだ見つかっていない大切なスキルかもしれませんし、私のように発達障害の特性に気がついていなかったから適切な対応ができなかっただけかもしれません。

この本は主に、このようなことが原因で「実力を出せていない」と感じる方や、そんな人をそばでサポートしたくても何をしてよいかわからず、ともに悩んでいる方、あるいは、就職してからつまずかないように、これから就職する高校生や大学生、学校の先生や保護者の方にも読んでいただきたいと思います。

私もある1冊の本との出会いで、人生が変わりました。もしかしたらあなたの人生もこの本で〝少し〟変わるかもしれません。そしてこの〝少し〟が未来の大きな変化になるかもしれません。

高山 恵子

目次

第2章 自分の体と心をケアする方法

第3章 職場でのサバイバルストーリー ～事例から学ぶ～

第4章 ストレスを溜めずに働き続けるヒントQ&A

第1章

働き始めてから感じる違和感とつまずきの原因を理解する

〝うまくいかない〟から、一歩先へ踏み出すために、まず現状を把握する

社会に出て感じる違和感

「今までずっと〝何かみんなと違う〟という思いを抱えながらも、なんとかやってきた。でも、就職したら、やっぱりうまくいかなかった…」という人がけっこういます。

では具体的に、どんな場面で、どんなことで、「うまくいかない」となるのでしょうか。次ページに挙げたような経験は、多かれ少なかれ誰にでもあることです。（図1）

けれどもそんな時に「仕方ない」とあきらめたり、対処法を考えたりしながら、なんとか働き続けている人が大半だと思います。

図1　働き始めてから感じる違和感の例

●主に対人関係に関するもの

- □ 全般的に対人関係がうまくいかないことが多い。
- □ 何か気に障ることを言ったらしいのだが、なぜ相手が怒っているのかわからない。
- □ アフター５の付き合いが苦手。断っているうちに「付き合いの悪い人」として職場内で孤立してしまった。

●主に行動に関するもの（うっかり、衝動性など）

- □ 物事を計画的にできない。
- □ １週間後に提出の書類。「余裕で間に合う」と思い、先延ばしにしていたら、結局、間に合わなかった。
- □ いろいろな手順のある仕事に対して、段取りを立てて物事を進められない。
- □ 開始時間ぴったりに会議室に行ったら、「今ごろ来て…」と言われた。新人が会議の準備をするという暗黙のルールがあったらしい。
- □ 整理整頓が苦手。
- □ 「今日の会議の資料、持ってきて」と言われたが、机周りが乱雑で、ファイルが見つからない。
- □ 契約書は重要書類だから気をつけていたのに、タクシーに忘れてきた！ 財布や携帯電話も、しょっちゅうなくす。
- □ 失言など、衝動的な行動がトラブルに。
- □ 新しい取引先から大量受注。上司や同僚に相談せず、一人で決めてしまい、後でトラブルに。

- □ 数日後の締切の仕事が終わっていないのに、新たな仕事を引き受けてしまい、結局一つも間に合わず。それ以降、仕事を頼まれなくなった。
- □ 大会議室でプレゼンの予定が、急遽小会議室に変更。使う予定のパソコンが使えなくなってパニック！
- □ 「君のやり方は、効率悪いよ」と言われ、カチンときてしまい、その後アドバイスされてもやり方を変える気になれない。
- □ 仕事に行こうと思うと具合が悪くなる。朝が弱く、遅刻や欠勤も多い。
- □ 忙しくなるとがんばりすぎて、気づいたら体はボロボロ。

●主に認知に関するもの（見まちがえ、勘ちがいなど）

- □ うっかりミスが多い。
- □ 社外文書の誤字脱字、送り先違いなどのミスを連発。
- □ 電話での伝言を頼まれても、話を聞きながらメモを取ることができない。
- □ 読み書きなど、文字に関するミスが多い。
- □ 上司から指示を受けるが、話が長くて何を命じられたのかわからない。
- □ 簡単な計算なのにミスが多く「こんなこともできないのか」とあきれられてしまった。
- □ まとまった文章を書くのも読むのも苦手。よいアイデアが浮かんでも企画書を書けない。

しかしその一方で、この〝うまくいかない感〟がどうにもならず、仕事を辞めてしまったり、体を壊したりして、働き続けることが困難になっている人がいます。

そして、こういった困難を抱える人の背景には、「発達障害（傾向も含む）があるのではないか」と気がつく場合があります。

社会に出て働いている人なら、多少なりとも、「何かうまくいかない」という思いを抱えたことがあると思います。これは、発達障害の有無にかかわらず経験する思いですが、発達障害の特性と言われるものの多くは、一般的な人から見て〝社会人として身につけておくべき常識が身についていない〟という誤解を招きやすいこともあるため、その特性を持つ人は、他の人よりも「大変さ」を感じることがあるかもしれません。

では、どうしたら失敗を減らすことができるのか。どうしたら実力を出すことができるのかを考えていきましょう。

つまずく原因はどこにある?――特性の理解

〝発達障害〟のことを知っていますか? 発達障害は最近、マスコミにも取り上げられることが増え、「名前は聞いたことがある」という人も多くなりました。しかし正確に理解している人は、まだ少ないというのが現状です。

発達障害は知的な障害を伴わないことが多く、現在25歳以降の人が乳幼児や小中学生だった頃には、保健師や学校の先生、小児科医など医療従事者の多くが知らなかったこともあり、多くの未診断の成人が日本にいると考えられています。

そのため、具合が悪くなっても、うつや適応障害、不定愁訴《ふていしゅうそ》といった診断のまま、その根底に発達障害(その傾向も含む)があることを知らずに苦しんでいる人も多いのではないでしょうか。

最近はインターネットでも、発達障害かどうかのチェックリストが入手可能ですが、その多くは行動特性のチェックのみで発達障害だと決めてしまうことがあります。しかし正確には、次の二つの条件がそろって初めて発達障害と診断されます。

①発達にアンバランスがあり、自分の努力だけでは改善できない生物学的な特性がある。

②日常生活での著しい支障（適応障害やストレス、対人関係のトラブルなど）がある。

つまり、**生物学的な特性があっても、日常生活での著しい支障がなければ、発達障害とは言わない、診断がつかない、ということ**なのです。

そこで本書では、「何かうまくいかない」と感じている人について、その背景に発達障害の特性があることも視野に入れながら、その人の人生の質（QOL）を上げるためのヒントを紹介したいと思います。「変わりにくい特性」を理解したうえで、「著しい職場での支障」をなくすためにどうしたらよいかを考えていきましょう。

発達障害とはどういうものか

発達障害にはいくつかの種類があり、いずれも原因は脳の中枢神経系の発達にアンバランスがある状態と考えられていますが、まず、理解しておきたいこととして、次の三点があります。

①コミュニケーションや不注意、文字の読み書きなどの部分で失敗してしまうことは、性格やなまけの問題ではなく、先天的な脳の発達のアンバランスさによるものであること。そして、アンバランスさがあることを認めたうえで、工夫をすることが大事。

②「障害」という名称に過敏にならなくてもよい。誰もが少しずつ持ち合わせている特性と考えられる性質のものであること。

③発達障害の特性を〝少し持っている程度〟の人については、対処法を知れば問題は解決できる場合もあるということ。

発達障害の特性に早く気づくことができないで、二次障害（うつや適応障害など、発達障害のほかにも症状を引き起こしてしまうこと）になってしまった人については、専門的な支援や医療の助けが必要です。

ここでは主に成人の社会生活に関連の深い三つのタイプ（ＡＤＨＤ、ＬＤ、ＡＳＤ）について解説します。それぞれ、主な症状と、その障害がある場合、どういった場面でつまずきやすいかということを挙げてみました。

実際のところ、三つのタイプのうち一つだけあるということは珍しく、発達障害の診断がつく人の多くは、程度はともかく、いくつかのタイプの特徴を何かしら重複して持っています。そして「うつ」など並存障害が多いほど、生活上の支障も多くなります。

❶注意欠陥多動性障害（ＡＤＨＤ＝Attention Deficit Hyperactivity Disorder）

主な症状として、次の三つが挙げられます。

- 不注意…注意集中が苦手で一定時間集中して人の話が聞けない、忘れ物・なくし物が多い、聞き落としが多い、多くの情報が一度に入ると整理できない、ルールを忘れるなど。
- 多動性…状況と無関係に常に多動で極端なくらいに活動的、じっとしていられない、しゃべりすぎる、動き回る、考えがまとまらないなど。
- 衝動性…予測や考えなしに直ちに行動を起こす、質問の途中で答えてしまう、順番を待てないなど。

ＡＤＨＤには「不注意優位型」「多動性・衝動性優位型」「混合型」の三つのタイプがあるとされます。症状の出方は人によって違い、すべてが現れている人もいれば、このうち二つだけ当てはまる人など、さまざまです。

特に「不注意」は、加齢とともに目立つ項目でもあり、成育歴などを見て、小さい頃から継続的にその状態があったと認められることが基準になります。しかし実際は、成人になると成育歴を確認するのが難しいことがあります。

坂本龍馬がＡＤＨＤタイプであったと考える人もいて、視点を変えると「不注意」は好奇心旺盛、柔軟であり、「多動」はアイデアが豊富、活動的で雄弁、また「衝動性」は実行力や行動力があると言うことができます。龍馬は脱藩というルール違反をすることで改革を起こしましたが、このように前例のないことを実行する力を持っているＡＤＨＤタイプは、くり返しの仕事よりも、自由度の高い企画やマスコミなどの仕事に向いていると言われます。ベンチャー企業などを起業して成功する場合もありますが、バランスが崩れると本人も周囲も大変苦労します。（**図2**）

図2　ADHDの特性が影響して現れがちな困難

●主に行動に関するもの（うっかり、衝動性など）が多い

- □ 気がそれて人の話に集中できず、最後まで聞けない。
- □ 指示されたことを正確にできなかったり、ミスしたりする。
- □ やるべきことや約束を忘れてしまい、トラブルになる。
- □ 机周りが乱雑で、必要な物をすぐに探せない。
- □ 自分の貴重品（財布や携帯電話など）や契約書など重要書類をなくしたり忘れたりして問題になる。
- □ 書類提出の期限が守れない。
- □ 単純作業が苦手で、段取りを立てて物事を進められない。
- □ 自分の能力以上に仕事を引き受けすぎて、結局できずに評価を下げる。
- □ 上司や同僚に相談せず、一人で決めて行動してしまい（大量発注や仕事の請け負いなど）、後でトラブルになる。
- □ 見直しが苦手。
- □ 商談や会議が長引くと集中できず、大事な案件を理解していないことがある。

❷学習障害（ＬＤ＝Learning Disabilities／Learning Disorders）

知的能力の遅れはないものの、学習効果が上がらない状態を言い、教育的な立場から見たＬＤ（Learning Disabilities）と、医学的な立場から見たＬＤ（Learning Disorders）の二つの考え方があります。

教育的立場では、「読む」「書く」「計算する」に加え、「聞く」「話す」「推論する」といった、学習面での広い能力の障害を含みます。一方、医学的立場では、読み書きや計算能力などの特異的な障害を指すことが多く、具体的な名称として「読字障害」「書字表出障害」「算数障害」などがあります。

字が書けない場合でも話すことが上手で、芸術的なセンスがよく、料理などの分野で独創的な才能を発揮する人もいます。ＬＤがあると言われている有名なハリウッド俳優は、台本は読まずに聞いて暗記するそうです。知的障害がないのに読み書き、算数という基本的な学習に支障をきたすために、テストなどに能力が反映できないことがあり、学校ではつらい思いをしますが、苦手な部分をカバーすることができると、社会に出てから、体を動かして体得していく造園業、建築、造形などの分野で才能を発揮することもあります。音譜は読めないけれども作曲はできる、といったアンバランスさが見られることもあります。

ＬＤの特性が影響して現れがちな困難は、次ページの表に挙げたとおりです。（**図3**）

図３　LDの特性が影響して現れがちな困難

●主に認知に関するもの（見まちがえ、勘ちがいなど）が多い

- □ 内容のとり違いがあったり、複雑な内容を短時間で理解できないことがある。
- □ 話を聞きながらメモを取ることが苦手（会議や電話応対など）。
- □ 数字の読みまちがい、書きまちがいが多いため、経理関係の書類にミスが多い。
- □ 聞きまちがいが多く、伝達事項が不正確なことが多い。
- □ 分類が苦手でファイリングなど、効率よくできない。
- □ 左右など空間を把握することが苦手で、地図が読めない、迷子になりやすい。
- □ 読むのが遅いため、文章量の多い資料に目を通すことが困難。
- □ まとまった文章を書くことが難しく、文書作成が苦手。
- □ 簡単な計算でもミスが多い、電卓が使えない。
- □ 社外文書などでの誤字脱字、送り先違いなどのミスが多い。

❸自閉症スペクトラム（ASD＝Autism Spectrum Disorder）

自閉症をはじめとして、それに類似した特性のある障害の総称で「広汎性発達障害」（PDD：Pervasive Developmental Disorders）や、知的障害のない自閉症である「高機能自閉症」や、知的障害や言語に遅れのない「アスペルガー症候群」も含みます。

それぞれの障害の境界線はあいまいで、〝スペクトラム〟という名称からわかるように一つながりの〝連続体〟としています。診断基準に含まれる主な障害は次の三つです。

- 社会性の障害…他人への関心が乏しく、人の気持ちを察することが苦手、場の状況や文脈を読み取るのが苦手で暗黙のルールがわからないなど。
- コミュニケーションの障害…紋切り型や抑揚が不自然など独特の口調、相手への配慮ない発言や一方的に話すなどで会話が成り立ちにくい、冗談・比喩・慣用句を字義どおりに解釈するなど。
- 想像性の障害…特定の手順にこだわる、急な予定の変更に弱い、限定した興味の対象に熱中する、空想と現実の切り替えが難しいなど。

そのほかに見られる症状として、触覚や聴覚の過敏または鈍麻《どんま》といった「感覚異常」や「手先や運動面の不器用」「知的機能のアンバランス」などがあります。

ノーベル賞受賞者の中にもアスペルガー症候群と診断された人がいますが、対人関係のトラブルを少なくできれば、研究職は適職で、研究所や大学に就職して才能を開花させる人が多くいます。芸術的な才能があり、手先が器用なタイプは、細密画や精密機械の操作が得意で、こだわりの職人ということもあります。データなど暗記や分析が得意な人も多く、資格をたくさん持っていたり、音楽の才能を持ち合わせていることもあります。

ただ、対人関係のスキルに多くの課題があり、以心伝心、あ・うんの呼吸、社交辞令などの理解が困難で、集団を尊重する日本の職場では周囲の理解が得られないと大きなミスやトラブルが起こりやすく、休職、転職に至ることもあります。（**図4**）

図4　ASDの症状が影響して現れがちな困難

●主に対人関係に関するものが多い

□	人間関係を築くのが難しいため、職場内で孤立してしまう。
□	一方的に話したり、的外れな質問をしたりして、打合せなどが滞る。
□	人の気に障るようなことを言ってしまい、相手が怒っても理由がわからない。
□	言葉で表現されない相手の意図や感情を察するのが苦手。
□	自分のやり方に固執して他の意見を受け入れられない、周囲が忙しくても自分の仕事が終われば帰ってしまうなどで、チームでの仕事がうまくいかない。
□	暗黙のルールや建前・本音がわからず、いわゆる社交辞令などの「営業トーク」や、クレームに対して上手に処理するのも苦手。
□	言われたとおり、教えられたとおりにしかできず、臨機応変の対応をしたり、応用することが苦手。
□	急な予定の変更に対応できず、不安からパニックを起こすことがある。
□	あいまいな表現や省略された指示、「それやっておいて」というような「こそあど言葉」がわからない。
□	特定のにおい、音などに苦手なものがあり、ストレスに弱く、感覚が過敏なために不安になり、気がそれて仕事にならない。
□	自己の現状分析が苦手で、周囲と自分の評価に大きなギャップが出やすい。

二次的に現れる問題

仕事に就いていて、未診断の発達障害のある人のほとんどが、通常の教育を受けてきており、場合によっては大学院にも進学するなど高学歴なこともあって、自分も家族も障害があるとは思わないということが多々あります。そしてこういった周囲からの理解の得にくさから、一次的な生物学的特性としての「発達障害」とは別に、二次的な問題（二次障害）が出てくることがあります。

発達障害の場合は「コミュニケーションの困難性から対人関係がうまくいかない」「多動性・衝動性、能力の偏りなどからくる行動の問題で叱責されやすい」ということがあり、いじめや虐待を受けた経験を持つ人も少なくありません。

そのため、子どもの頃からのマイナス評価の積み重ねで自尊心が低下し、トラウマを抱えるなど精神的な問題が現れているケースも多いのです。特に成人の場合は、発達障害そのものより二次的な問題のほうが深刻化していることも多く見られます。

成人の精神科では「うつ」の診断がされた後、なかなか治らないケースの患者さんをよく調べてみると、発達障害があると診断されることもあります。

重篤なケースの場合、学生時代の不登校、青年期以降の引きこもりなどがあり、精神疾患として、うつ病や適応障害、不安障害、双極性障害《そうきょくせいしょうがい》（躁うつ病）などと診断されるまでになると、就職自体が困難になってしまいます。

また最近は、研究職の募集が減ったことなどから、高学歴ニートが増加しています。発達障害のある学生の支援が進められている大学も一部にはありますが（東京大学など）、企業における対応も不十分。まだまだ自分で対応していかなければならない、というのが現状なのです。

うつ病

原因はまだはっきり解明されていませんが、環境、遺伝、性格、脳の働きなど、さまざまな要因が複合的に関わっていると考えられ、発症する一番のきっかけはストレスだと言われています。
アメリカ精神医学会の診断基準（DSM-Ⅳ）によると、主な症状として――
①抑うつ気分　②興味、喜びの著しい減退　③体重減少あるいは増加、食欲の減退または増加　④不眠または睡眠過多　⑤精神運動性の焦燥《しょうそう》または制止（他者によって観察可能で、ただ単に落ち着きがないとか、のろくなったという主観的感覚ではないもの）　⑥易疲労性または気力の減退　⑦無価値観、罪責感　⑧思考力や集中力の減退　⑨死についての反復思考、自殺念慮、自殺企図、があり、これらのうち五つ以上が2週間以上続く場合にうつ病と診断されます。中でも多いのが、精神症状として、「抑うつ気分」「興味の喪失」「意欲の低下」「身体症状としての睡眠障害」「疲れやすさ」「食欲不振」の六つです。
また、症状の出方の特徴として、朝が最もひどく、夕方には元気が出てくるという「日内変動《にちないへんどう》」や、春や秋に悪化することが多いといった「季節変動」があります。躁状態とうつ状態を周期的にくり返す病状もあります。これは「双極性障害（躁うつ病）」と呼ばれ、うつ病とは異なる病気で、治療法も違います。

適応障害

社会環境にうまく対応できないことから、情緒面や行動面の症状が現れる症候群で、一時的につけられる診断名です。発症の一番のきっかけはストレスと考えられています。症状は多彩で、不安、抑うつ、焦燥、過敏などの精神症状、頭痛、不眠、食欲不振、腹痛などの身体症状があります。また、現れる行動の問題として、遅刻、欠勤（不登校）、ひきこもり、過剰飲酒などがあります。

適応障害はストレス要因から離れると症状が改善することが多く見られます。例えば、仕事上の問題が要因となっている場合などでは、勤務日は憂うつで不安が強くても、休日には気分が少し楽になるということがあります。これが、環境が変わっても症状が変わらない「うつ病」との違いです。

要因となるストレスがなくなれば、その後6か月以上症状が持続することはないとされていますが、ストレスが慢性的に存在する場合は症状も慢性化します。症状が長く続く場合、うつ病と診断される可能性も高くなります。

うつ病も適応障害も、適切な治療を受けることで回復します。したがって、なるべく早いうちに心身の不調に気づき、専門医を受診することが大切です。50ページの「心と体のチェックリスト」などを参考にしながら、自分の「心と体」をチェックしてみてください。

受診の際には、「すでに発達障害の診断を受けている」もしくは「発達障害があるかもしれない」という思いを持っている人は、医師にそのことを伝えるようにしましょう。そうすれば、発達障害の二次障害の可能性も視野に入れて診てもらうことができます。

なお、うつ病などの精神的な疾患では、治療をしながら仕事を続ける人も多いですが、仕事自体が不調の要因になっている場合、今までどおりの働き方を続けていては、回復も難しいでしょう。上司や会社に相談して、しばらく在宅勤務にしたり、ポジションを変更したり、退職せずにストレス要因を軽減する方策を取れればよいですね。

ただ実際のところ、どの職場でもそういう対応が望めるとは限りません。会社で言いにくい場合は、職場にどのように伝えたらよいかを主治医に相談するとよいでしょう。

生きづらさがある「パステルゾーン」

発達障害には〝連続性〟があって、はっきり「発達障害」と診断される状態と、診断がつかない状態の間に「発達に軽いアンバランスがありながらも診断名がつくほどではない状態」があり、一般的に「グレーゾーン」と呼ぶことがあります。

しかし、この〝グレー〟という表現が、どうも暗い印象を与えてしまうため、沖縄県にある名護療育園の施設長である泉川良範先生が提唱される「パステルゾーン」という言葉を広めたいと私は思っています。（↓40ページ**図5**）「パステルゾーン」という状態としては、次の三つがあります。

①発達に軽いアンバランスがある（診断基準の項目に一部しか当てはまらず、診断名がつくほどではない）。

②発達にアンバランスはあるが、日常生活ではまだ重篤な二次障害がない（ストレス、対人

関係のトラブルなどは少しある）。

③**発達にかなりのアンバランスがあるが、二次障害がない。**

つまり、21ページに挙げた〝発達障害と診断される条件〟のうち、一つ目の「発達のアンバランス」があったとしても、二つ目の「**日常生活での著しい支障**」**がない状態は**「**パステルゾーン**」ということです。

大切なのは、このゾーンにいる人たちが、自分の特性に合った対処法を身につけ、ストレスを軽減する環境を整えることができれば、その人にある特性は〝障害〟ではなく〝個性〟の範疇になり、さらにはその特性をプラスに生かすこともできるということです。

逆に言えば、適切な対応のないまま、ただやみくもにがんばってしまった結果、ストレスを溜め込み、自尊感情も崩れ、日常生活に支障をきたすようなことになってしまうと、〝発達障害と診断される状態〟になってしまうのです。

心身ともにボロボロになり、やっと病院に行くと〝発達障害〟と診断されて、「初め

図５　生きづらさをかかえるパステルゾーンの人

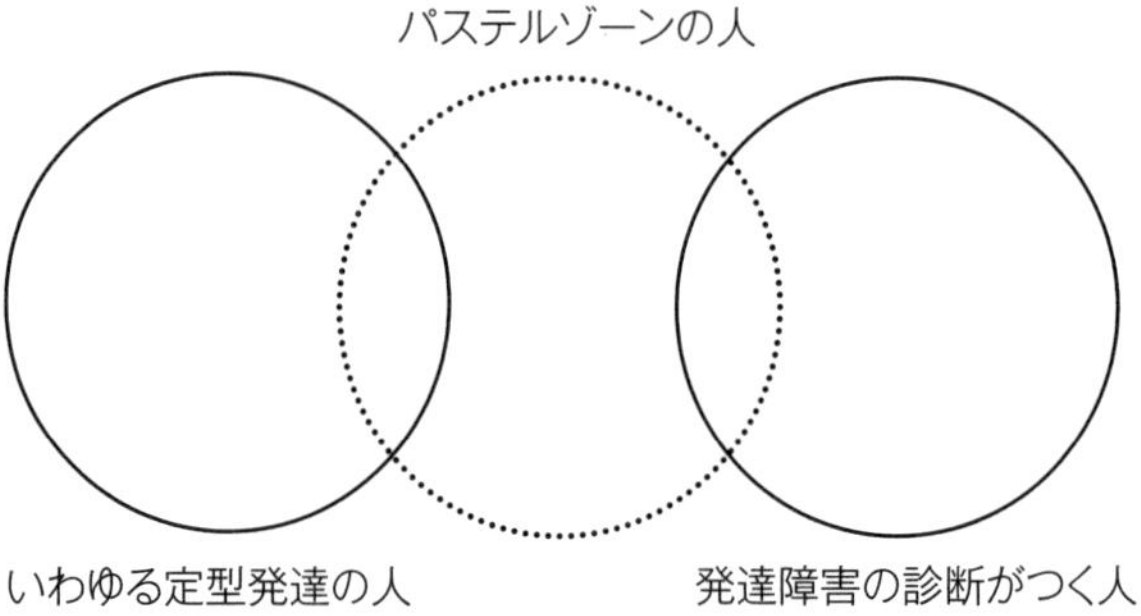

て自己理解が深まり、対応策もわかった」という声を多く聞きます。

けれども無理を続けて、そこまでの状態になってしまう前に自分の特性を理解し、自分の心や体をケアすることは十分可能なのだということを、ぜひ知っておいてもらいたいと思います。

無理に〝障害〟として受け入れるのではなく、自分の〝特性〟と理解する

本章では、いくつかの発達障害について、診断名を挙げながら解説してきましたが、私はこのような形で本に載せることがよいのかどうか、いつも迷います。

というのも、診断名を挙げることで、どうしても名称にとらわれてしまい、「発達障害の診断がつくか、つかないか」という生物学的な面のチェックだけをして終わってしまうことがあるからです。大切なことは診断名を決めることではないのです。

成人の場合、今さら「自分が発達障害である」ということを受け入れるのは難しく、「確かに自分は、挙げられている発達障害の特性に少し当てはまるけれど、自分が障害者であるはずがない」と、自分の特性を否定してしまい、ただやみくもにがんばることで同じミスをくり返す、ということも少なくありません。

つまり、「私はＡＤＨＤだ」「自分はアスペルガー症候群だ」というような受容の仕

方ではなく、「私はケアレスミスがある」「私は相手の感情がわかりにくい」といった、自分の〝特性〟を理解することが大事なのです。

そして自分にあるその特性が、生活を送るうえでどんな影響を及ぼし、自分が損をしたり、周囲に迷惑をかけているか…。そして、もしそれが原因で困難なことが起こっているとしたら、そうならないために自分はどうしたらよいかを考えて実践していくことが重要なのです。

第2章

自分の体と心をケアする方法

発達障害の〝特性〟を持つ人が、自分らしさを活かすためには

つまずきから抜け出せなくなる三つのパターン

一般的に見ると、人が失敗した時や、うまくいかない時、その状態から抜け出せなくなるパターンとして、次の三つが挙げられます。

①自分を責める（自責）
②他を責める（他責）
③やみくもにがんばる

まず一つ目の「自分を責める」パターンですが、何か失敗した時、すぐに「こんなことができない自分はダメ人間だ」とか、「自分は使いものにならない、必要とされていないんだ」と思ってしまう人がいます。

これは今までの経験が影響していることが考えられます。つまり、何かに失敗するたびに親や教師などから、「こんなこともできないなんて」と叱責されたり、何かがうまくできないことでクラスメートにバカにされたり、いじめられたりした時の〝マイナス評価が自分の評価になっていること〟が多いようです。このようなタイプの人は、自分で自分の自己イメージや自尊感情を下げてしまい、そのまま放置しておくと、うつに移行しやすいので何らかの対策が必要です。

二つ目の「他を責める」ということですが、これは、「親が悪い」「上司が悪い」「社会が悪い」というように、自分以外の人や環境を責めるというパターンです。

こういう人は何かの失敗をするたびに、「こんなひどいことになるのは親のせいだ！」「この環境は自分の求めていたものじゃない！」「能力があるのに、なんでこんなことさせるんだ！」といった怒りの感情に変わります。他を攻撃するので職場でトラブルになったり、転職をくり返したりしているうちにサポーターもいなくなり、定職に就くのも難しくなっていきます。そして、その落ち着かない状態がさらなるストレスにつながると、ますます悪循環に陥ってしまいます。

三つ目の「やみくもにがんばる」は、一見よいことのように感じますが、自分の特性を理解せず、失敗の原因もわからないまま、ただ〝がんばる〟というのでは同じ結果になることも多く、根本的な問題解決につながりません。

「自分はできるはず」「努力すれば必ずできる」と思って一人でがんばりすぎた結果、自分を追い詰めることにもなりかねません。若くて体力のあるうちは、それでもなんとかやっていけるかもしれませんが、そのままの状態で走り続けると、必ずどこかに無理が出てきます。このような人は、自分のストレス状態にも気づきにくい傾向があるので、精神的・肉体的にかなりダメージが現れてからようやく気づき、その時には立ち直りが困難になっているということもあります。

これら三つのパターンは、いずれも失敗やうまくいかない原因に注目していないため、現状から抜け出すことが難しく、負のスパイラル（連鎖的に悪循環が起きること）に入ってしまう心配があります。この状態から一歩踏み出すためには、さまざまな視点で自分を見つめ直し、自分を理解し、その自分に合った対応を考え、実践していくことが必要なのです。ここでは、自分を見つめ直す視点として、大きく「ボディ」と「マインド」の二つに分けて、考えていきましょう。

1．ボディ（体の調整）

体に現れる自律神経症状＝ストレスサインに気づく

自律神経は心臓を動かしたり、汗をかいたり、自らが意識しないでも自然に働く神経のことを言います。「交感神経」と「副交感神経」という二つの機能で成り立ち、この二つをバランスよく働かせることで、健康状態を保っています。

朝から日中にかけては交感神経が優位に働き、活動するのに適した体内環境を整え、夕方から夜にかけては副交感神経が優位に働くことで、静かに休むのに適した体内環境を作るリズムがあります。

二つの神経の働きについて、多少の差があっても、その人のパーソナリティや生活スタイルに合っていれば問題なく、むしろ心身にとってよい状態だと言えます。必ずしも、二つが全く同じように働いていなければならないということではないのです。

ただこの差が、〝若干〟で収まらず、極端に差が出てしまうと、体にはさまざまな不調が現れてきます。例えば、緊張や怒りの感情でストレスが過剰にかかると、交感神経ばかり活発化して、ブレーキ役の副交感神経の働きが弱くなり、自律神経のバランスが崩れます。そうすると心拍が上がってドキドキしたり、汗が出たり、血圧が上昇したり、不眠、筋緊張から肩こり、腰痛、頭痛など、さまざまな症状が出てきてしまうのです。

こういった心身の症状が出た場合でも、それがストレスからきていることに気づかず、頭痛がするので鎮痛剤をのむ、口内炎ができたからビタミン剤をのむ…といった対症療法のくり返しでなんとかがんばっているという人も実はけっこう多いのです。

大切なのは、何か不調が現れた時、「もしかしてストレス？・」と思えるかどうか。そのためにも、日ごろから自分の心身を見直す習慣をつけるとよいですね。特に慢性化している症状がある場合は、その症状がストレスと関係している可能性が大きいと考えられます。

次ページに「心と体のチェックリスト」を挙げました。（**図6**）ちょっと疲れたな、調子が出ないな、と思った時、気軽にチェックしてみましょう。このようなチェックリストで客観的に自分の状態をチェックすることが、体調管理の最初のステップ。自分でよくわからない場合は、あなたをよく知る人といっしょに、相談しながら行うとよいでしょう。

図6　心と体のチェックリスト

1	□	体調を崩すことが多くなった。
2	□	夜、なかなか寝つけず、朝起きるのがつらい。夜中や早朝に目が覚める。
3	□	胃腸（下痢や便秘などで）の調子が悪い、口内炎がよくできる。
4	□	肩こり、腰痛、頭痛がある。
5	□	食欲がなくなる、あるいは食べてもまた食べたくなる。
6	□	手のひらや足の裏にかく汗の量が多くなって手足が冷たい。
7	□	何となく元気が出ない、だるい。
8	□	表情が暗くなったと言われる。
9	□	なぜかイライラして怒りっぽくなった。
10	□	何事にも自信がなく、自分はダメだと思う。
11	□	仕事をするのがおっくう、職場に行きたくない。
12	□	会議や仕事中の居眠りが目立つ（以前にはなかった）。
13	□	憂うつな気分が続いている。
14	□	集中力が低下し、ぼんやりすることが多くなった。
15	□	理由もなく不安に襲われることがある。
16	□	笑うことが少なくなった。
17	□	額に縦じわを寄せていることが多くなった。
18	□	身だしなみに気を遣わなくなった。
19	□	他人との付き合いが面倒になった。
20	□	以前楽しんでいた趣味やスポーツが楽しめなくなった。

※このリストは自己チェック用です。チェックの数が多いほどストレス値が高いと考えられます。「いつまでたってもチェックが減らない（むしろ増えている）」「チェックする気にもなれないほど疲れている」という場合は、心療内科や精神科などの専門家に診てもらうようにしましょう。

ストレス状態に気づき、軽いうちに解消する方法

自分のストレス状態に気づいた時、それがまだ軽い段階であれば、自分で回復させることも可能です。そこで、ストレス状態を回復させる二つの方法を挙げてみます。いずれも、ストレスなどで交感神経が過剰に優位になっている状態から、副交感神経の働きをよくすることで、自律神経のバランスを調整し、体を安定させていきます。

ヒント1　自分が安定する条件を知り、クールダウンする

自分の心身が安定する状態を知り、それを実践します。ここで言う「心身の安定」とは、心が穏やかに落ち着いて物事が冷静に考えられる状態を指します。

それにはまず、自分はどんなことをすると、気持ちが落ち着くのか、どんな時「楽しい気分」になるのかを考えてみましょう。

これは人によって違います。「外に出て体を動かすこと」がストレス発散になる人も

いれば、「家でじっくり音楽を聴くのがよい」という人もいます。また「友達とおしゃべりをするとホッとする」という人もいれば「人と会うと疲れてしまう」という人もいるでしょう。他の人の意見や一般論に惑わされず、自分自身に問いかけてみることが必要です。

ストレスを発散する方法もいろいろなバリエーションがあるとよいでしょう。例えば仕事中にストレスが溜まったからといって、いきなり早退してどこかに出かけるというのは、現実的ではありません。

そんな時は、ちょっと席を外して深呼吸をするだけでもよい、というように、TPOに合わせた発散法をいくつか持っていると安心です。時間のある時に書き出してみて、〝自分なりの安定マニュアル〟を作っておくのもよいでしょう。(↓54ページ図7)

このように書き出すことで、まちがったストレス発散を防ぐ効果もあります。人は、ストレスなどによって不快の感情が生まれると、「快」を感じたいと切望します。これは本能に近く、その際に働くのが自律神経です。しかしこれを、きちんと意識して行わないと、まちがった「快」への変換をしてしまうことがあるのです。

具体的には、欠勤、辞職、怒りや落ち込みなどの感情コントロールが利かなくなる、暴飲暴食、ギャンブル、過度の喫煙、ゲームなどの依存の問題が生じてくるなどの事態を招かないためにも、ストレスをよい形で発散する、そのスキルを身につけることが必要です。

例えば、リラクゼーションの方法として深呼吸をしたり、肩や首、腕などのストレッチをして、身体に現れている不調に直接働きかけることで、ストレスによる心身の負担を調整するという方法もあります。

ストレスで交感神経が優位に働き、呼吸が荒くなったり筋肉が緊張した時などに、深呼吸をして呼吸を整え、ストレッチで筋肉の緊張をほぐすことで、リラックスさせるのです。（↓55ページ**図8**）

図７　自分が安定する条件（自分なりの安定マニュアル）

自分が安定する条件を、思いつくまま書き出していきます。

このように３～４つの枠を作り、自分なりのカテゴリーに分類しながら書いていくのもよいでしょう。

下の例で言うと、

①：**自分の心身のこと**
②：**対人関係に関すること**
③：**活動に関すること**　　　　　　　　という分類です。

①：自分の心身のこと

- ゆっくり休む時間がある。
- 体調がよい。
- 心配事がない。　…など

②：対人関係に関すること

- パートナーとうまくいっている。
- 家族が健康。
- 職場の人間関係がよい。　…など

③：活動に関すること

- 親しい友人と話す。
- カラオケをする。
- 旅行に出かける。　…など

＊自分にとって大切な人との良好な関係が「心の安定」を生みます。

図 8　簡単リラックス法

● 深呼吸

① 目を閉じ、全身の力を抜いて、手を上げながらゆっくり鼻から息を吸う。手を下ろしながら口からゆっくり息を吐く。

② 両手を体の前で開きながらゆっくり息を吸い、両手を交差させながらゆっくり息を吐く。4 カウント鼻で吸って、6 カウント口から吐く、もしくは 5 カウント吸って、1 止めて、7 吐くなど、自分にあった方法で吐く方を長めにして深呼吸する。
※太陽を浴びながら、森林浴をしながら、雲を眺めながらなど、自然の中で呼吸するとより効果が高い。
※息を吐くほうを長くすることで副交感神経が優位になる。

● ストレッチ

首

① 口から息を吐きながら、頭を左右に倒す。次に左右を向く。

② 首の前後を伸ばすように動かす。

③ 大きな円を描くように大きく回す。

肩

① 手首を持って、左右交互に、なるべく遠くに引っ張る。

② 息を吸いながら、ひじを後ろに引いて肩甲骨を引き寄せ、吐きながら元の姿勢に戻る。

③ 息を吸いながら肩を上げ、吐きながら思い切り脱力し、肩を下げる。

2．マインド（心の調整）

異なる三つの視点を持つ

すべてのベースとなる「ボディ（体の調整）」を見直したら、「マインド（心の調整）」も見直しましょう。

マインドといっても、日本語の「心」から受けるイメージとは多少異なるかもしれません。ここでいう「心の調整」とは、考え方、発想の転換によって、ストレスを軽減する、問題への対処の仕方を学ぶといったものです。「認知行動療法」と言われる方法も含まれますが、障害の有無には関係なく、誰もが日常的に活用できることです。

まずは、マインド（心の調整）を考えるうえでベースとなる、1人称・2人称・3人称の視点について説明しておきましょう。これは、ある出来事や状況に対するその人の向き合い方で、それぞれ次のように定義します。

1人称の視点　…（私の視点）　→自分から見てどうか
2人称の視点　…（相手の視点）　→あなたから見てどうか
3人称の視点　…（客観的視点）　→客観的に見てどうか

44ページで紹介した、「つまずきから抜け出せなくなる三つのパターン」に陥る人の傾向として「1人称の視点しか持っていない」ということがあります。これは、その時の状況や出来事を、自分の視点（自分の価値観、思考パターンなど）でしか考えられないことが、うまくいかない原因になっていて、そのことにも気がつけない状態です。

発達障害の生物学的な特性を理解したとしても、この「2人称の視点」と「3人称の視点」が持てないと、日常生活の支障を減らすことは難しくなります。

2人称の視点である「相手への思いやり」や、3人称の視点として「集団の中での自分の言動を理解すること」は、日本の社会が重視するところです。そのため、日本独特の「接待」などがなく、パーティション（空間を区切る間仕切りのこと。パーテーションとも）

で区切られたスペースが用意されている外資系企業などの職場環境の方が働きやすいという人もいるでしょう。2人称・3人称の視点を持つことが苦手な人は、対人関係が複雑な職種（営業、介護、接客業など）や異なるタイプの人といっしょに仕事をする職場ではストレスが溜まりやすいということになります。これは職を選ぶ際の重要なチェックポイントです。

次ページから、心の調整につながるさまざまな方法を紹介していきますが、これらすべてに、2人称・3人称の視点が関わってきます。私はアメリカの大学院で、この3種類の視点を学びました。2人称・3人称の視点を持つことで、日常生活のコミュニケーションの質は大きく変わります。

自分だけの1人称の視点でマイナスにとらえていたことが、2人称・3人称の視点を得ることで発想の転換ができたり、ものの見方が広がったりします。それによって今までマイナスに考えていたことが「そうではないのかも」と思えてくることもあるでしょう。そのことによって、状況や出来事は同じでも、自分自身が楽になれると思います。

ヒント2　メタ認知をチェック

3人称の視点に大きく関わるものとして、「メタ認知（Metacognition）」があります。これは、教育心理学でよく出てくる言葉ですが、最近ではビジネス書などでも紹介されるようになりました。

メタ認知とは、今の自分の活動（知覚する、記憶する、理解するなど）を客観的に分析し、評価したうえで制御すること。つまり、**もう一人の自分が、自分のことを監視し、コントロールする**というものです。この「**メタ認知**」**は最も大切で、自分を観察できるようにならないと、どんなスキルも身につかない**のです。

例えば、「今、ストレス状態だ」とか「効率的に行動している」というように自分を観察（セルフモニタリング）する時、また、失敗した後、「次は遅刻しないように行動する」など、自分や状況に合った問題解決策を考え、やりたいことを我慢してでも実行する時に必要なのがメタ認知で、自分を客観的に見る3人称の視点がないとできません。

さらに、「この表現は相手を傷つけるかな」と考えながら話す、「これをこの方法で継

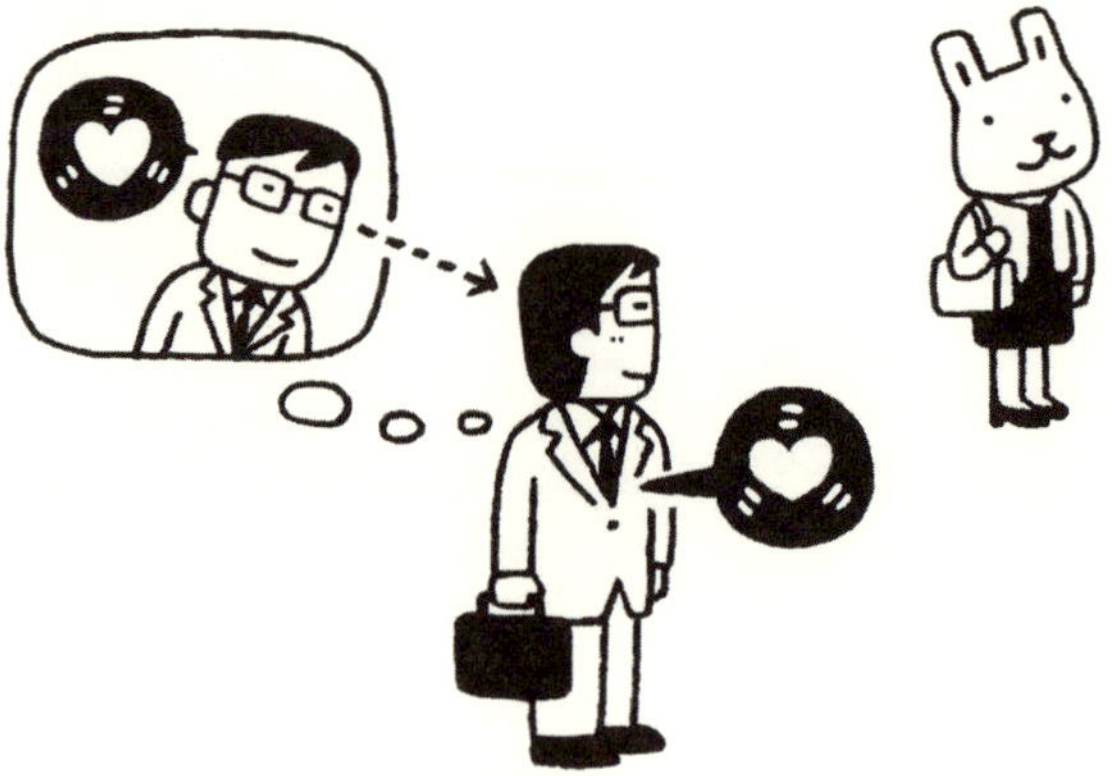

続していいのか」と考えながら仕事をするという言動にもメタ認知が必要です。これは社会人にとって不可欠ですが、けっこう高度なスキルです。発達障害がある人やパステルゾーンの人たちは、これがとても苦手なケースが多く、「うまくいかない」原因になっていることが少なくありません。

ここで、自分の「メタ認知力」をチェックしてみましょう。メタ認知の重要な要素である「セルフモニタリング」「自分に合った問題解決力」「自己コントロール」の三つに分けて項目を挙げてありますが、チェックが多いほどメタ認知力が高いと言えます。（**図9**）

図9　メタ認知力チェック

● セルフモニタリング

- □ 自分を客観的に評価して、長所・短所がわかっている。
- □ 他の人と自分の言動行動を比較検討できる。
- □ ストレスがある時、自分で気づく（イライラする、体調が悪いなど）。
- □ 相手の話を正確に理解しているかどうか、自分でわかる。
- □ 仕事をしている途中、時々、進行状況をチェックする。
- □ 作業時間（報告書を書くなど）の見積もりが正しくできる。

● 自分に合った問題解決力

- □ ミスが多くなる時の自分の条件を知っている。
- □ 仕事や勉強をする時、自分がどんな方法でやると効果的かを知っている。
- □ 自分のストレスマネジメント法を知っている。
- □ 自分が感情的になった時にクールダウンする方法を知っている。
- □ 自分のケアレスミスを減らす方法がわかる。

● 自己コントロール

- □ 相手との意見の対立にすぐ気づき、柔軟に言動を変えられる。
- □ 状況に合わせて自分の感情を抑え、対応ができる（クレーム対応など）。
- □ 仕事の途中で別の仕事を依頼されても混乱せず、有効な優先順位で仕事ができる。
- □ 必要があれば、仕事を中断できる。
- □ 仕事の内容や仕事相手に応じてやり方を選び、変更できる。
- □ 気が動転している自分に気づき、冷静になることができる。

いかがでしたか？「あまりチェックがつかない」と思っても、落ち込むことはありません。実はこのチェックを実施できたというだけで、すでに自分を客観的に見るメタ認知力があるということなのです。というのも、チェック項目を読み、もう一人の自分が自分のことを見て、そこにチェックがつくかを判断するという行為にはメタ認知が必要になるからです。メタ認知をチェックするのに、メタ認知がないとできないなんておかしな話ですが。

もし、このチェックを一人で実践するのが難しい場合は、親しい人やカウンセラーなどの専門家といっしょに行うようにしましょう。誰かといっしょに行うことで、「他人から見た自分」というものを、少しずつ理解するようになり、それがメタ認知力アップにもつながります。

対人関係のトラブルは、「自分の考え方、評価」と「他者の考え方、評価」が一致していないことに原因がある場合が多く、そのことを自覚して対策を練ることが重要になります。

がんばっても評価されない、結果が出ないという時は、まず2人称・3人称の視点を持つように心がけてみます。「そのことが自分は苦手だ」と気づいたら、意識的に周囲の意見を聞く、というところから始めましょう。実は私自身、メタ認知が活用できず、大学時代や就職したての頃は大変でした。あえて苦手な分野に就職し、ストレスにまみれた生活をしていたのです。でもそんな時、「アドバイスを聞くと楽になれる」という体験をしたことから、「アドバイスはありがたい」と思えるようになりました。一人でがんばらずにSOSを出したほうがよいということを体得したのです。

メタ認知が低くても、「そのことに熟知した人のアドバイスを素直に聞き、実践する」ということができれば、仕事でよい結果を出すことも可能です。うまくいかない時は、他者の意見を聞くということを選択肢の一つとし、アドバイスどおりにやってみるとよいかもしれません。ただ、アドバイスは、あなたの特性をよく知る人やカウンセラーにしてもらうことが重要です。そして、家族など周囲の人は、一見〝問題行動〟に見えるものでも、「本人にとっては何か意味がある」と考え、まず本人の安全要求を満たしてあげて、安心させることによって信頼関係を築くことが接し方の基本となります。

ヒント3　怒りと不安のコントロール

発達障害がある人やパステルゾーンの人の場合、自分中心の視点を重視する特性などからくる特有のストレスがあり、怒りや不安といった感情として蓄積されていきます。それをそのまま溜め込んでいくと、実力が発揮されないばかりか、自分のことを客観的に観察するメタ認知も活用できないまま、損ばかりをしてしまうことになります。

発達障害の特性からくるストレスの例としては、次のようなものがあります。

●他の人ができる簡単なことができない自分への苛《いら》立ち

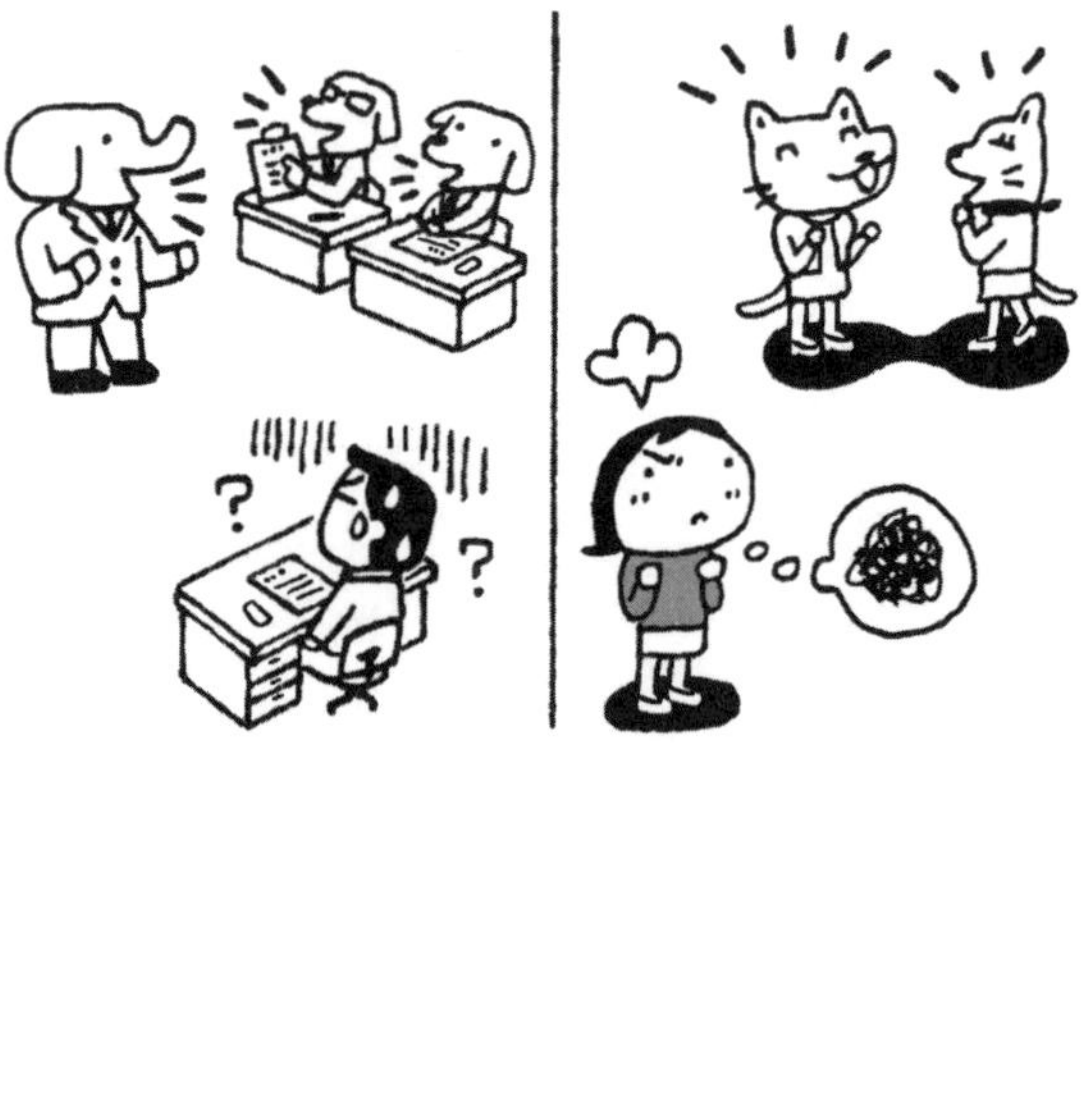

●「バカにされた」ことへの怒り
●実力が出せない、理解されていない、受け入れてもらえていないという感覚
●マイルール、マイワールドを壊される不安
●わからないことへの不安
●苦手な感覚に不安、イライラ感
●矛盾へのイライラ感

これらのストレスは、抑え込むとさらに大きなストレスになり、ある日突然大爆発してしまうこともあります。そうなると周囲を傷つけ、自分をも傷つけることになりかねません。それが職場内だと、問題が大きくなってしまう可能性もあります。そんな事態を招かないために、怒りや不安への対処法を紹介しましょう。

①タイムアウト

イライラしたり、怒りが込み上げたりした時、「間《ま》を置く」ということを意識してみ

ましょう。例えば、

●深呼吸…座ったままでもＯＫ。また、両手を動かさなくても、背もたれにもたれ、少し体を倒してゆっくり深呼吸するだけでもよい。

●６秒ルール…心の中でゆっくり１～６まで数える。６からカウントダウンしていったり、英語で数えたり、少し複雑にするのもよい。

●体を動かしながら考える…立ち歩きながら、「怒り」や「不安」に感じたことについて考えてみる。その場から離れて歩き回ってもよい。

●落ち着く言葉をくり返す…目を閉じて、「大丈夫」「焦らない」など、落ち着く言葉を心の中でくり返す。他に気分がよくなることをイメージしたり、以前に成功した時のことを思い出してみるのもよい。

②アンガーログ

自分の怒りや不安の傾向を把握するのが目的です。まずは1週間くらい、ほんの数行

図 10　アンガーログ

日付	出来事	感情	言動	結果	レベル
1/12	徹夜をして作成した書類を提出したら、「必要なくなった」と言われた。	むかつき 落胆	今日までに絶対仕上げるように言われたから徹夜したのに、今さら必要ないなんて、あんまりだ！	その日の仕事を全て投げ出して早退した。	7

怒り・不安のレベル→　1～3：軽いイライラ、不安／4～6：少し強い怒り／7～9：かなり強い怒り／10：コントロール不能

ずつでもよいので記録することによって自分の怒りや不安の傾向がわかってきます。

例えば、どんな時、どんな場面、どんなことに対して、どのくらいの頻度で…といった具合です。こうして具体的な条件が見えてくると、事前に対処することも可能になります。（**図10**）

③不安のスイッチOFF

嫌なことをくり返し思い出して、自分でストレスを増やしてしまっているということもあります。そんな時は、「よい思い出」の力を借りて、「嫌な思い出」のスイッチをOFFにしましょう。

例えば、過去に「うまくいったこと」や「感謝されたこと」を書きとめておき、不安な時や落ち込んだ時に読み返してみるだけで、気持ちがちょっと上向きになります。人からいただいたメールや手紙の中に、自分への感謝の言葉やうれしいコメントがあれば、保存していつでも見られるようにしておくのもよいですね。

④1秒でも早く、先に謝る

初対面の相手やお客様を怒らせてしまった時、相手に自分や会社の悪い印象を与えないために、自分の怒りの感情は横に置いて即、謝る。これは社会人にとって大変重要なスキルです。もちろん怒りに満ちて「とても謝罪なんてできない！」ということもあるでしょう。しかし、完全に怒りが治まらないとしても先に謝ることで、相手も「悪かった」と言ってくれることもあります。また、すぐに誠意を持って謝罪することで、トラブル前より信頼関係が深まることもあります。「感情を横に置く」ために、①のタイムアウトの方法を活用するのもよいでしょう。

ヒント4　「共感」のスキルを獲得する

人間関係を円滑にするために大切なこととして「共感」があります。共感するには、「相手の話を相手の視点で聞く、考える想像力（＝2人称の視点）」が必要なので、その部分が苦手な人にとってはなかなか難しいでしょう。しかし、このスキルを獲得できれば、職場の人間関係はぐっとよくなります。

「共感」と似た言葉に「同感」がありますが、この二つは違います。「同感」というのは「私も読書が好き」「私もそうしたほうがよいと思う」など、相手の思いが自分と一致している時に成立するため、1人称の視点で「私もそうです」というように「私」が主語になります。

では、**相手の思いと自分の思いがイコールでない時**にどうするか。ここで**2人称の視点が必要になり、それによって成立するのが、**

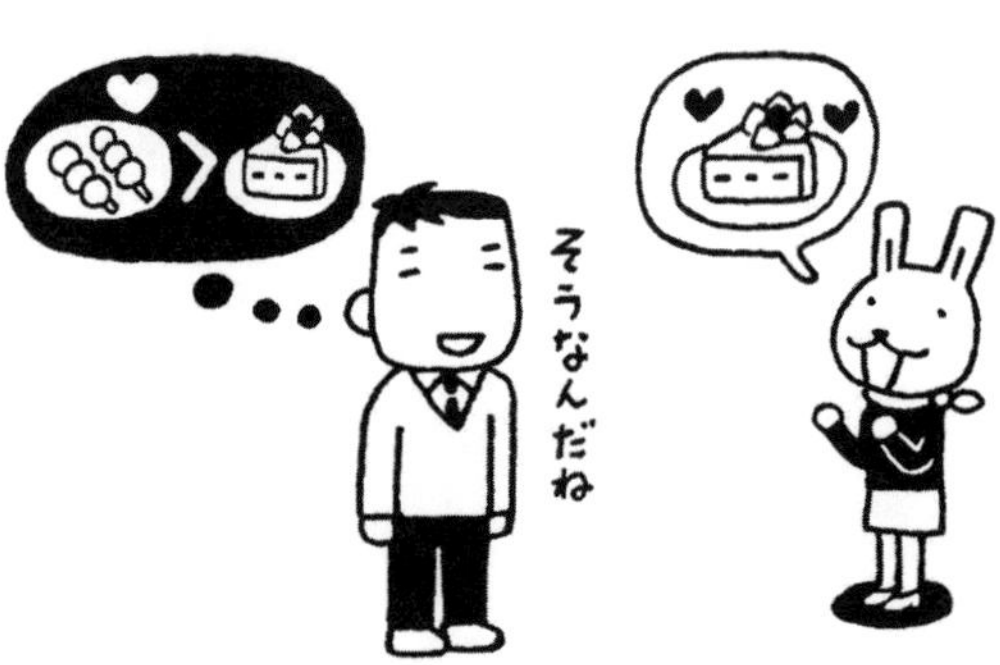

「共感」なのです。

本などにはよく、共感する時のコツとして、「アドバイスや評価をせずに聴いてうなずき、相手の言葉の一部をくり返す」などと書いてありますが、これは、なかなか難しいでしょう。「評価をしないで聴く」といっても、2人称の視点を持ちにくい人は、相手の話を聞きながら、つい1人称の視点で「評価」したくなってしまうものです。そして、自分の価値観と違うことを、「正しくない」と評価すると、反論したくて仕方なくなってしまうのです。

しかし、共感する際には、自分の意見が相手と同じかどうかは関係ありません。「あなたはそう思うのですね」と主語はあくまでも「あなた」なのです。この時、「私は違う」と思っても、表に出さないことが大切です。例えば、いっしょに仕事をしていた同僚が、「今日はここで終わりにしよう。疲れたので」と言った時、「今日中に全部終わらせるって言ったじゃないですか。やらないとだめです」と言ってしまっては、相手はつらくなり、関係がぎくしゃくしてしまうことも考えられます。

まずは黙って受け止め、2人称の視点で相手の言葉をくり返してみましょう。感情に関する言葉をくり返すと効果的なので、この場合は、「疲れましたね」と言ってみます。そしてさらに、3人称の視点で考えて「明日の会議に間に合わせないといけないのですが、どうしましょうか」といった提案までできたらステキですね。

このように、相手の言葉を自分だけの〝1人称の視点〟や〝マイルール〟で評価せずに、2人称・3人称の視点で見る練習をしてみましょう。すぐには身につかないかもしれませんが、こういったやりとりをくり返すうちに、自分の視点で評価して受け答えするより、共感したほうが、自分自身も楽になることがわかるでしょう。

ヒント5 リフレーミング ―マイナスからプラスに

リフレーミングとは、「見方を変える」ということですが、まさに、1人称、2人称、3人称の視点に関わることです。ともすればマイナスにとらえがちなことを、プラスに転換することで、気分を変えていこうというものです。

①マイナスをプラスに変換

例えば、今取りかかっている仕事が半分終わったという時、マイナス思考だと、「半分しかできていない」と思うところを、「半分もできた」とプラスに転換するのです。

そうやって早めに脳に達成感を与えることで、ドーパミン（〝やる気のホルモン〟とも言われ、快感を味わうと多く分泌される）が出て、さらに「がんばろう！」という気持ちになります。これは周囲のサポートによっても可能なことです。

仕事がなかなか進まない、なんて自分はだめなんだ…と落ち込んでいる人に対して

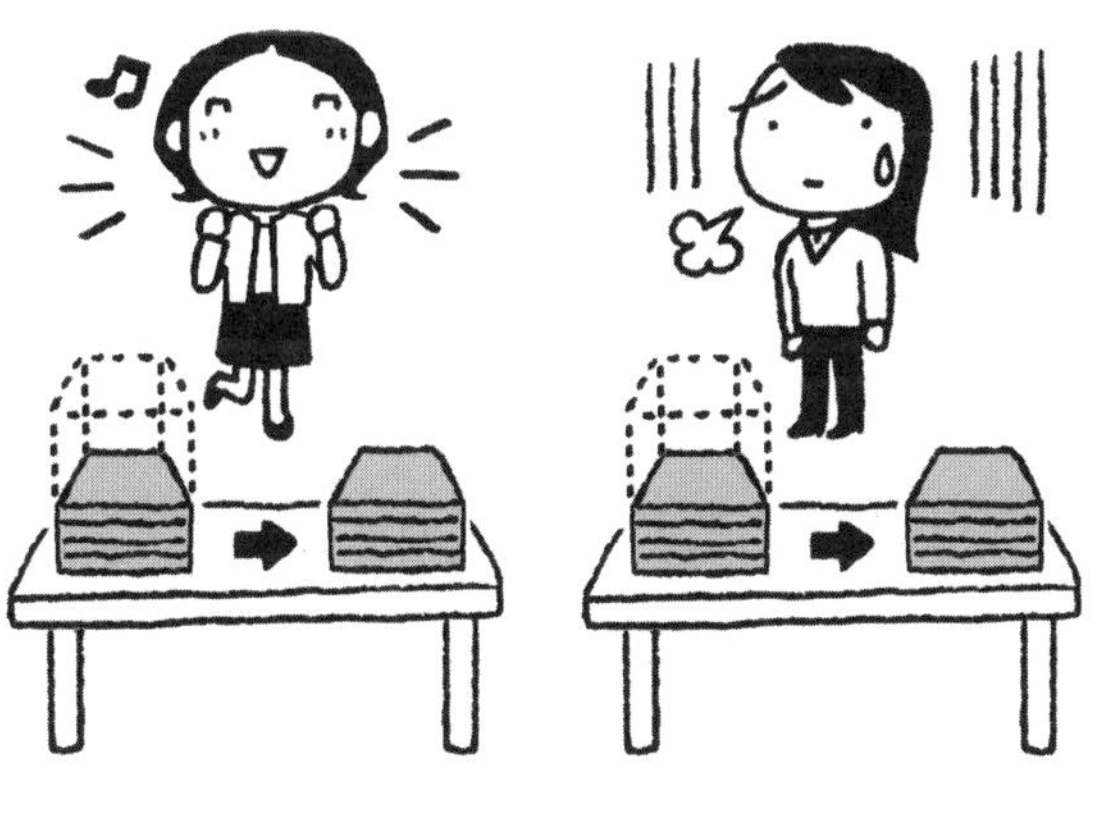

「半分もできたね。がんばったね」と声をかけるだけで、本人のモチベーションが上がるということがあるのです。

②プラスのシナリオを描く

ここでいう「シナリオ」とは、ある出来事を自分なりに解釈し、意味づけしたものを指します。事実は一つでも、シナリオは無限。どのような視点で描くかによって、シナリオはマイナスにもプラスにもなります。

うつ気味だと、圧倒的にマイナスのシナリオを描きやすい傾向があり、このマイナス思考は長年の習慣になっていることも多く、簡単には変わりません。特に44ページで挙げた「自分を責める（自責）」タイプの場合、自分で自己イメージや自尊感情を下げ、マイナスのシナリオを作りやすく、そのまま放置しておくとマイナスのシナリオ作りの考え方が固定化していき、うつに移行しやすいので注意が必要です。そこで、ついついマイナスに考えてしまう事柄をプラスに変換する練習をしてみましょう。（**図11**）

図11　プラスのシナリオとマイナスのシナリオ

事実1

自分の仕事のやり方について、「こういうふうにやったほうがいいのでは?」と言われた。

➡マイナスのシナリオ…「否定された」「バカにされた」
➡プラスのシナリオ…　「心配して、アドバイスをくれた」

事実2

メールの返事が翌日になっても来ない。

➡マイナスのシナリオ…「すぐに返事しないとは、非常識だ」「嫌われた」
➡プラスのシナリオ…「忙しくて、すぐに返事ができなかったのかもしれない」

※事実と思っていても、それがマイルールや自分の思い込みのシナリオだったということもあるので、まずは事実確認が重要。そして、自分で作ったマイナスのシナリオで不安になったり、怒ったりしていないかということもチェックする。

これを見るとわかるように、「マイナスのシナリオ」は1人称の視点で、「プラスのシナリオ」は2人称の視点で考えたものです。

1人称の視点で「マイナスのシナリオ」を描いていると、そこからは怒り、自責、不安が生まれやすく、ストレスにつながります。

しかし、同じ事実に対して2人称の視点で「プラスのシナリオ」を描くことができればマイナス感情は消え、ストレスも減ってくるでしょう。

もちろん、2人称の視点で「自分のことが嫌いだから、こんなことをするのかも」

など、マイナスのシナリオを作ってしまうこともありますが、プラスのシナリオを作るためには、2人称の視点が必要だということには変わりありません。

さらにこれを3人称の視点で見ると、「このことで怒ったらトラブルになるかも」「イライラすると自分の体によくない」というような客観的な意味づけもできるようになります。3人称の視点は、かなり社会性のレベルが高くなるので難しいかもしれません。まずは、「そんな考え方は自分の体に悪い。自分が損をする」というように、〝自分にとってどうなのか〟を客観的に考えるところから始めるとよいでしょう。

③過去のマイナスのシナリオを書き換える

過去の失敗や嫌な体験がいつまでも残っていてトラウマのようになっているという人がいます。「何度やっても失敗して自分はダメな人間だ」「父はいつも私ばかり叱る。嫌われているんだ…」このような記憶は、消したいと思ってもなかなか消すことはできず、同じような場面になると、苦手意識が出たり、パニックになってしまうこともあります。

しかし、これらは過去に描かれたマイナスのシナリオ。「失敗した」「叱られた」という過去の事実は変わりませんが、「あの時の失敗があるので成長できた」とか「失敗は成功のもと」など、プラスのシナリオに変換することはできます。それによって、「ダメな人間」「嫌われている」といった自分のマイナスイメージをプラスに変えることができたら、ずいぶんと楽になるでしょう。長年積み重ねてきたマイナスの記憶は、そう簡単に書き換えられるものではないかもしれませんが、**過去の体験そのものは変えられなくても、その体験の解釈は、あなたが自由に書き換えることができる**のです。

なお、不安や悲しみなどが深い時には、いくら試みてもなかなか2人称・3人称の視点を持てないことがあり、リフレーミングがうまくいかないこともあります。そんな時は、うまくできない自分を責めずに、発達障害のことに詳しい医師やカウンセラーなどの専門家に相談することをお勧めします。大きなトラウマなども、単純にリフレーミングだけで解決するものではありません。「なんか気分が悪い…」という感じがあれば無理をせず、専門家にSOSを出しましょう。

ヒント6　三段階の思考で、想定内にする

予想もしていない、どうしたらよいかわからない状況に直面し、不安やストレスを感じることがあります。そこで適切な対処ができないと自分を責めたり、強い不安でパニックに陥ったりすることもあります。

このような場合、「三段階の思考パターン」が有効に働くことがあります。これは、コンサルティング会社の社員教育などで用いられているワークですが、物事を想定内にすることで、落ち着いて対処できるようになるということを学べます。（図12）

このワークによって、さまざまな問題に

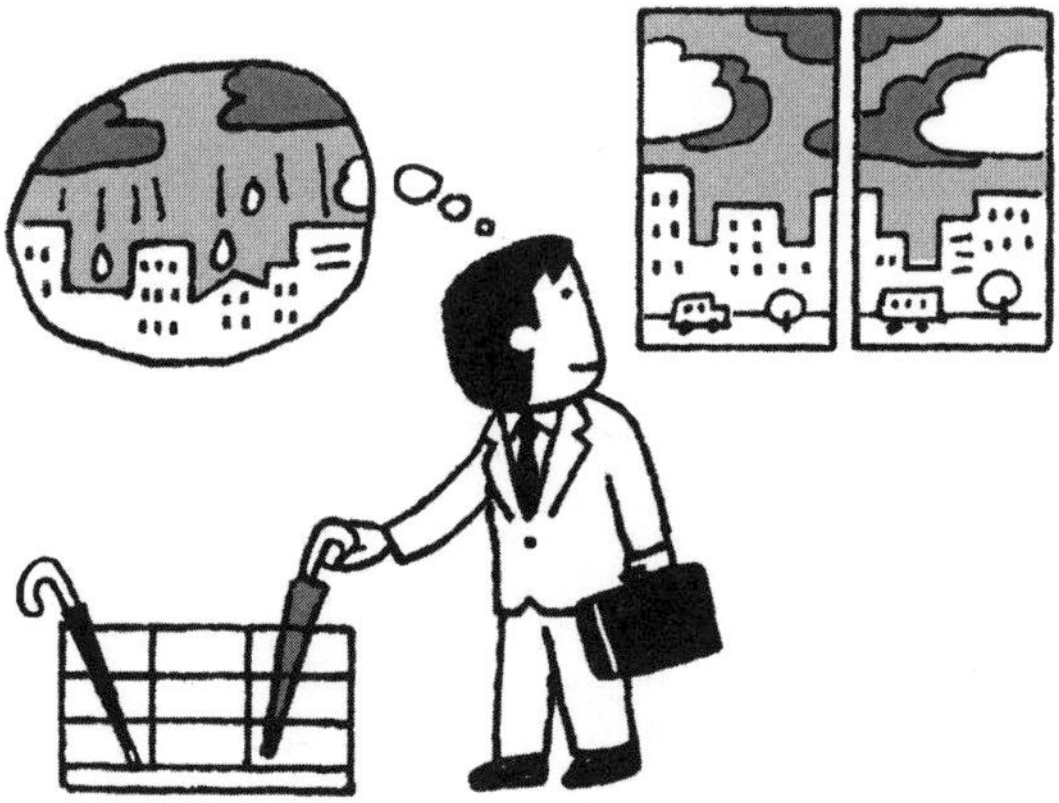

図12　三段階の思考パターン

いろいろなことがらを、次の三段階に分けて考えてみましょう。

空（事実確認）		雨（解釈）		傘（対処）
空が曇っている。	➡	雨になりそうだ。	➡	傘を持っていこう。
明日はプレゼンがある。	➡	緊張してうまく発表できないかもしれない。	➡	少し早く行って、会場でリハーサルしておこう。
プロジェクトチームのリーダーを任された	➡	何でも自分でやりすぎてチームワークが取れないかもしれない。	➡	最初に役割分担を明確にしておこう。
	➡		➡	

対する対処法を考えることにもなり、問題解決のスキルアップにつながります。過去の「失敗」のパターンを当てはめてみるのもよいですね。

失敗することをあらかじめ〝想定内〟にして後処理とセットにしておくのです。つまり、うまくいった場合とうまくいかなかった場合の両方を考えておけるとよいでしょう。発達障害のある人、パステルゾーンの人たちにとっては、あらかじめ「失敗することもある」と考えて、その対処法を準備しておくことのほうが現実的です。

なお、傘（対処）の欄に入るのは自分の行動だけではありません。「人にお願いする」ということも、立派な「対処」です。何か問題に直面した場合、すべてを一人でなんとかしようと思わないでください。「助けを求める」というのも大切な問題解決能力です。

ヒント7　プラスのセルフトークを

誰かに言われた〝ある言葉〟が、ずっと残っているということはありませんか？特に自分にとって大切な人から言われた言葉ほど残りやすく、ある時突然、自分の中から出てくるということがあります。これがセルフトークです。

例えば、子どもの頃から親に「何をやってもダメな子ね」と言われ続けてきた人は、大人になった今でも、何か失敗をするたびに、「私はダメ」という言葉が出てきてしまうそうです。

このように、マイナスのセルフトークが出てしまう人は、思考もマイナスになっていることが多く、ストレスも溜まりやすいでしょう。まずは自分がマイナスのセルフトークを言っていることに気づくこと。そして気づいたら、「がんばっているね」とか「やるべきことはちゃんとやっているね」というように、それをプラスのセルフトークに替えていくことが大事です。こうして、プラスのセルフトークをどんどん増やしていきましょう。

そして、何か失敗したり、不安になったり、マイナスの感情が出てきた時にプラスのセルフトークを自分に言ってみます。それでプラスの感情に切り替わり、気分と行動がプラスに転じることがあります。

このプラスのセルフトークは日常的に使

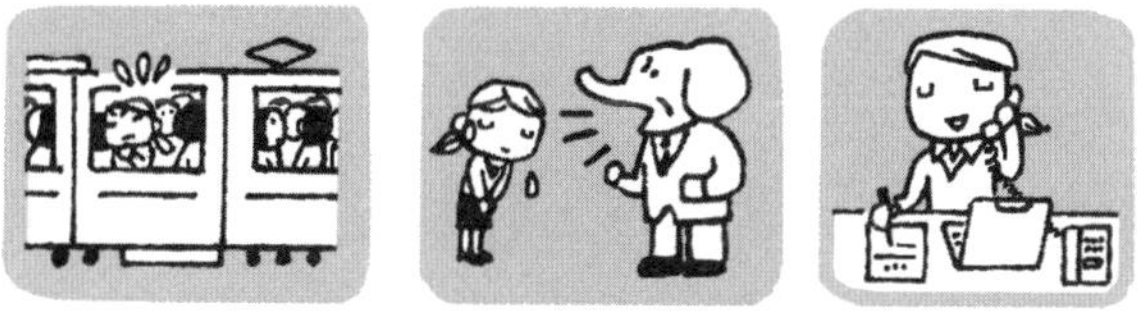

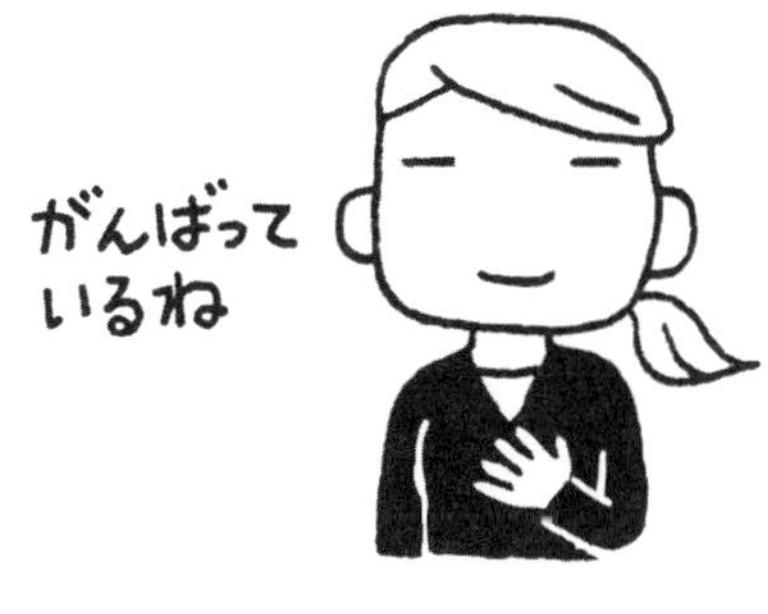

えることが大切です。そのためにも、「人から言われて嬉しかった言葉」や「気分が上向きになるメールのコメント」なども、プラスのセルフトークとして活用できるとよいですね。

第3章

職場でのサバイバルストーリー
～事例から学ぶ～

具体的にどうすればよいかを事例から学ぶ

この章では、発達障害に関して診断名の有無にかかわらず、ストレスなどによる不調とその克服などの体験をしてきた方がたの声を紹介します。事例の内容は、個人が特定できないように内容を部分的に変更していたり、複数の事例を合わせて紹介しているものもあります。

事例から学ぶこと ―モデルにすることで効果的に

「モデリング」とは、カナダの心理学者であるアルバート・バンデューラが提唱したもので、「他者の言動と結果を観察して模倣し、適応的な行動パターンを学んで実践することで、不適応な行動パターンを減らすこと」です。つまり自分が「やりたい」と思う行動を行っている人を観察して、まねるということです。そのためには、

①習得したい行動を実行している人の行為に注目する
②その人の言動を記憶する
③実際にまねる
④実生活でその行動を実践したいと思う時に実践する

というプロセスがあります。その前提として、「自分が持っていなくて獲得すべきことがあると気がつく」「モデルとなる人を見つける」という行動があります。

実際の人でなくても、テレビや映画などの間接的な対象でもＯＫです。あるオリンピック選手は、他の選手のパフォーマンスを何十回もくり返し見て学んだと言います。「人の振り見て我が振り直せ」いうことわざもありますが、観察学習には、「あのような言動はやめておこう」と、人の失敗から学ばせてもらうことも可能なのです。

モデリングの最大の利点は、自分自身はそのままで、他者が長い時間かかって試行錯誤をした結果の行為を見て、学習できることです。特に仕事については、すでに多くの先輩が試行錯誤をした結果、効率的な方法を実践していることが多いので、そのアドバイスはたいへん貴重だと言えます。例えば上下関係から、〝同僚には言えても上司には言えないことがある〟〝社内の人と社外の人とでは対応を変える〟〝その人との親しさで距離感が違う〟など、ＴＰＯ（Time：時間、Place：場所、Occasion：場合に応じた方法・態度・服装等の使い分けを意味する和製英語）を理解することができるでしょう。

ただし表面的な理解だけでは、モデリングがうまくいかないこともあります。例えば、「その人の言動を記憶する」という時には、その言動だけでなく、「その言動を行うのにふさわしい状況」もいっしょに記憶することが重要になります。表面的な言動だけでは、実生活で〝使いたいと思う時〟が〝適切でない時〟という場合があるからです。雑談でスポーツの話をして、初対面の人とよい関係を作っている先輩を見て自分も実践したら、相手はスポーツには興味がなく、そのうえ忙しい時だったりすると「そんな話、今のんきにするな」と言われてしまうこともあるでしょう。そうならないためには、その言動を「どのような状況の時に活用することが望ましいのか」ということも、あわせて理解する必要があるということです。モデリングを効果的にするためには、57ページで紹介した「2人称・3人称の視点」が重要です。メタ認知を使ってセルフモニタリングしながら、「2人称の視点」で考え（相手の人になりきって考える）、「3人称の視点」で自分と比較し、自分の特性に合った対応法を考えてみましょう。

その時の自分に合った選択肢を選び、トライする

各事例の最後に選択肢のチャートがあります。その選択基準は大きく分けて次の二つがあります。

①本能的で動物的な〝勘〟とでも言うべき「1人称の視点」のみの決断方法で、まず「快」を選び、不快と感じると「逃走」、または「闘争」の二つの選択です。

②「2人称・3人称の視点」を持って、自分の長所と短所、ストレス状態、その時の状況を観察、分析して行動するという高度な思考を必要とする選択です。

その時に何を選択するかで、その後のあなたの人生は大きく変わります。私の人生が大きく変わったのは、やはり自分がＡＤＨＤであることがわかり、「苦手なことは自分一人でがんばらずに、人に頼んでもよい」「がんばって自分をよく見せようとしない」「アドバイスはありがたく聞く」という選択ができた時です。

実際、多くの選択肢にはプラスの面とマイナスの面があります。各事例ごとに、どの選択肢にもプラスの面とマイナスの面を紹介しています。どれが正解ということではありません。よく自分の特性と状況を考え、あなただったらどうするか。あなたに合った方法や選択肢は何かをいっしょに考え、トライしてみてください。

①アイデアマンだが衝動的に行動してしまうAさん（30代・男性）

●職歴…大学生の時に起業したが、失敗。大学院でリスクマネジメントを研究後、再度起業し、現在、ベンチャー企業を経営。

●自己分析…忘れ物が多く、アイデアマンだが後先考えず衝動的に決断し、計画性がない。本を読み、自分が〝ＡＤＨＤタイプ〟であることに気がつく。必要がないので診断は受けていないが、それまで抱えていた生きにくさの理由がわかり、対処法が見えてきた。

●悩み…気が散りやすく大切なことを忘れる。やりたいと思うとすぐに実行したくなる衝動性がよい時もあるが大きな失敗を生むことも多い。自己コントロール力をつけたい。

整理整頓が苦手、遅刻も多く、約束も忘れてしまう…。

私は初め、「ＡＤＨＤは子どもの障害」というイメージを強く持っており、自分とは無関係だと思っていました。確かに、不注意や衝動性があり、学生時代にいろいろトラブルはありましたが、それなりに大学まで進学できたので「自分が障害者であるわけがない」と信じて疑わなかったのです。

ところが、この分野の専門家が書いた本を立ち読みしてびっくりしました。「整理整頓ができない、時間の感覚がわからない、遅刻が多い、約束を忘れる、提出物はギリギリになって取りかかる、物がなくなる、目の前のことで頭がいっぱいで長期展望が持てない、アイデアを思いついても忘れてしまう…」そこに書かれてあることは、ほとんど自分に当てはまっていて、自分の過去の失敗の理由がよくわかり、納得できました。

小学生の頃から「自分はみんなとどこか違う」という漠然とした思いはありましたが、今振り返ってみれば、ケアレスミスが多くて実力をテストに反映できず、結果的に成績不振でした。また授業中の態度が悪くて先生からは叱られてばかりで、内申書で授業態度の評価が極端に悪いというような〝ＡＤＨＤ的な要素〟がたくさんありました。

大学時代は、履修登録に間に合わず留年が決定したり、テスト範囲をまちがえたり、テスト期間中に一夜漬けで勉強し、仮眠を取ろうと思ったら、なんと起きた時はすでに夕方の4時でテストが受けられず、単位が取れなかったりと、散々な大学生活でした。それでも1年目の前期は授業が興味深く、しっかり出席していたのですが、他に興味深いものが見つかると、もう大学への興味は失せてしまいました。

小学校の頃から起業することが夢で、大学生でその夢を実現しようと動き始めたため、大学を留年してもさほど気にはならなかったのです。

アイデアは豊富、でも実行できない…。

ところが、アイデアは文字どおり泉のごとく湧き出るのに、具体的で明確なビジネスプランを立てたり、資金面も含めた細密な実行案が固まらず、起業するまでに二度失敗しています。このようなADHD的特性がもたらすピンチは、働き始めてから痛感するようになりました。

なんとか起業してからも、苦難は続きます。仕事がうまくいっている時は過集中にな

り、文字どおり寝ないで働き続けました。また、入ってくる仕事は衝動的にすべて受けてしまい、計画的に人に割り振りすることができないため、結果的に目の前の仕事をこなすだけになり、先のビジョンが全く描けませんでした。

1か月に一人で400万円も稼いで、官公庁や大企業の仕事も受注していたのに、しっかりしたビジョンとビジネスモデルを持った競合他社が出てきた時、計画性と長期的なビジョンがないために、すぐにガタガタになりました。精神的にも追い詰められて、会社は廃業してしまいます。

自分なりの対策を練って

その後は派遣社員になり、派遣先で正社員に採用されて2年ほど働きました。この頃はすでに自分の特性を自覚しており、本を読んだり、講演会に行ったりして、「自分はＡＤＨＤタイプの人間だ」という確信を深めるとともに、「でも診断はされないだろう」とも思うようになっていきました。

その根拠は、ＡＤＨＤの診断基準にある「社会的、学業的または職業的機能において、臨床的に著しい障害が存在するという明確な証拠が存在しなければならない」という項目です。

これまで学業的、社会的にいろいろ困ることは確かにありましたが、自分でいろいろと工夫をしたり、家庭環境や学校の先生に恵まれたこともあって大きな支障もなく生活できていたため、それほど自己肯定感を損ねることもありませんでした。

そのため、「この基準には当てはまらないだろうな」と自己判断し、「自分は

ＡＤＨＤタイプ」だと自覚しながら、自分の特性に合った生活向上のための対策――例えば、遅刻しないように朝は1時間早く出社する。得意先に直行してもよいような仕事の体制を作る、などといった工夫を自分で考えて実行してきました。

失敗体験から自己コントロール力の向上を意識

しかし、自分でどうにもコントロールできずに困ったこととして、「ゲームにはまるとやめられない」という課題がありました。特にストレスが溜まると、「1時間だけ」と思っても、やり始めるとつい寝食を忘れてやり続けてしまう。やりたいという衝動を抑えられず、一週間も会社を休んだことがあるほどでした。

欠勤が続いて心配した同僚が様子を見に来てくれた時には、衰弱していて救急車で病院に運ばれたこともありました。この時はつくづく「心配してくれる人がいるということはありがたいことだ」と身に沁みました。

この状況が変わるきっかけの一つは、結婚でした。私の妻は、約束を忘れるとひどく怒ります。最初は平気で約束をすっぽかしたりしていたので、結婚して2～3年は、妻は私が彼女のことをどうでもよいと思っているのではないかと、かなり悩んだそうです。最近は、自分の弱点である「自己コントロール力」をフォローしてくれる存在として、妻の存在のありがたみをよく感じるようになりました。

臨床心理士からのアドバイス

「実行機能」がうまく働かない障害

ＡＤＨＤは「実行機能の障害」とも言われ、最後まで物事を実行できないことが、自責や周囲とのトラブルやストレスの原因になっています。

アイデアは豊富で、最後までできれば「多才」と評価されますが、うまくいかないと「口先ばかりで実行が伴わない、最後までできないダメ人間」とされ、自尊感情がボロボロになっていってしまいます。アメリカのトーマス・ブラウン博士は、この「実行機能」を六つに分類しました。（**図13**）

図 13　ブラウン博士による「実行機能」の六分類

1. 起動…やるべきことを先延ばしし、ギリギリの時間まで始めようとしない。時間がない方が集中し、一夜漬けとなる。

   ●対策：「自分なりのやる気のスイッチ」を工夫する。

2. 集中…集中および集中の持続が苦手。優先順位が決められず、集中すべきことを選択できずに、気がそれる。

   ●対策：刺激を減らし、集中できる条件を探す。

3. 努力…自己抑制し、努力を継続し、仕事を時間どおりに仕上げるのが苦手。短時間の仕事では能力を発揮できるが、単純作業の継続が苦手。

   ●対策：仕事を細分化し、1回の量を減らす。進行状況のチェックも重要。

4. 感情…ストレスを管理し、感情を調整するのが苦手。ストレスや怒り、不安、自責、他責など、マイナスの感情で頭が占領されると、能力を発揮できない。

   ●対策：自分のストレスのサインに気がつき、早めに休憩する。

5. 記憶…ワーキングメモリー（作業記憶）が弱く、一時的に複数の情報を保持できない。今さっき物を置いた場所や、ほんの少し前に言われた指示、あるいは自分がやろうとしたことを記憶できない。

   ●対策：「やることリスト」を作り、思い出す手段を工夫する。

6. 行動…自分の行動を観察し、抑制することが苦手。先を考えずに行動し、状況に合わせて行動のペースを変更することが難しい。また、「セルフモニタリング」（自分で自分の行動を客観的に見る）が難しいため、多弁や多動、衝動性の修正・調整が苦手。

   ●対策：セルフモニタリング力、自己コントロール力をつける。

出典：Thomas E. Brown, Ph.D. Attention Deficit Disorder : The Unfocused Mind in Children and Adults New Haven, CT: Yale University Press, September, 2005（翻訳・一部加筆は高山恵子による）

ＡＤＨＤの人は２人称・３人称の視点を持てないわけではありませんが、一時的に記憶しておく作業記憶の容量が少ないため、話すことに夢中になると、２人称・３人称の視点を考えることをすぐに忘れてしまいます。後でそのことを指摘されると反省し、ひどく落ち込んだりするのです。よい支援者やパートナーが見つかり、的確な支援が受けられると、実力を発揮しやすくなります。

過集中と依存

セルフモニタリング力（自分を観察する力）が弱いと、過集中である自分の状態に気づくこともできないため、他の業務に支障をきたしたり、体を壊したりしてしまうことがあります。

また、依存との関係も深く、Ａさんのようにゲームをし続けたり、テレビやマンガなどを見始めたら止められない人も多く、睡眠時間が少なくなり、寝坊、遅刻、仕事中に眠いなど、さらに問題を深刻にしてしまいます。

まずは、自分は「過集中タイプである」という自覚が重要で、やめられそうもない時は始めからやらない、時間を区切る、タイマーを使うなど対処法を考えましょう。切り替えのためにシャワーを浴びるのも、よい方法です。

発達障害に詳しい医師、カウンセラーなどの専門家に相談すべきか否か

Aさんはパステルゾーンの定義でいくと3番目のタイプ（→39ページ）「特性は強いが〝2人称・3人称の視点〟が機能して自己分析と対策の検討ができており、サポーターもいて日常生活で今のところ大きな支障はない」と言えるでしょう。ただし、自己分析が正確でない場合もあるのが、気になるところです。

例えば、うつ傾向やストレス状態の場合、周囲の人に「疲れてるんじゃない？」と言われたら、否定せずに、「図6 心と体のチェックリスト」（→50ページ）で確認してみましょう。その時、自己チェックが実際と違うこともあるので、他の人にもいっしょにつけてもらうとよいかもしれません。発達障害の特

性チェックも同様です。この分野に詳しいカウンセラーといっしょにチェックをしながら、自己理解を深める方法もあります。

現在では本もいろいろと出ていますので、それを参考に「自分の状態を自己分析して対策を練る」というレベルで、問題が解決する人もいるでしょう。しかし自己流でなかなかトラブルや体調が改善しない場合は、発達障害に詳しい専門家に相談することをお勧めします。現在では医療機関だけでなく、発達障害支援センターなどでも相談を受けられるようになってきました。自己判断が危険な場合もありますので、まずは身近な人に相談してみてください。

パステルゾーンの3番目のタイプは、自己理解、ストレスマネジメント、対応策、サポートなどが絶妙なバランスで、現在はなんとかトラブルがない状態です。けれども条件が変わると、ストレスや体調が急変することがあります。そんな時、「自分で今まで何とかやってきたから大丈夫」と過信することが大きなトラブルを招くこともあります。いざという時、すぐに発達障害に詳しい専門機関や相談施設にかかれるように情報を事前に集めておくことも大事です。

約束をする時に意識したいこと

ＡＤＨＤの人は、予定や約束事を忘れてしまうことがよくあり、そのために人間関係がうまくいかなくなったり、信頼を失ってしまうこともあります。

何かを人と約束する時には「後で、もう一度言ってもらえますか？」「予定が近くなってきたら、またお知らせしていただけますか？」などと、相手にお願いをするなど、忘れないための対策を講じましょう。もちろん、相手にお願いする前に、メールやパソコンのリマインダー機能を活用するなど、自分でできる対策も検討しましょう。また、悪気があるわけではなく、特性として忘れやすいということを事前・事後に相手に伝えておくことで、無用な誤解を減らすことができます。

人生の選択肢　あなたならどちらを選びますか？

Aさん

発達障害が疑われる

病院に行かない

－（マイナス）
- 自己流の対応法で状態が悪化することもある。
- 性格か障害かの区別が不明で説明しにくい、公的支援を受けられない。

＋（プラス）
- 診断名がつかなくても特性の理解と対応法が合えばよい。
- パステルゾーンであいまいなままの方がよいこともある。

病院に行く

－（マイナス）
- 診断された後、周囲の障害のイメージがよくないこともある。
- 誤診があるかも知れない（なんでもないと言われたり、違う病名がつく可能性もある）。

＋（プラス）
- 診断名がついて自己理解が深まる。
- 医療的なケアを受けられる。
- 思い込みでなく、医学的に人に説明ができる。

②正しいことを言うと、人とトラブルになってしまうBさん
（20代・男性）

●職歴…以前いた会社では営業の仕事をしていたが、人間関係のトラブルで退職。その後一時、買い物依存になってしまったが、カウンセリングに通って回復。現在はメーカー企業で事務の仕事をしている。

●自己分析…社会的に決められたルールや、「善・悪」の意識がはっきりしていて、きちんとそれらを守っている。周囲の人がいい加減だと感じることがよくある。

●悩み…正しいことを言うと、人とトラブルになる。正しいことと、周囲の人がやることとにズレがあり、それをどう判断したらよいかわからず、ストレスを感じる。

自分は正しいことを言っているのに…。

私は、前の職場でよく「お前は柔軟性がない」「正義感が強すぎる」と言われ、その

意味がよくわからず、困っていました。

自分は正しいことをしているつもりで、相手が悪いことをしたら、「いけないことはいけない」と伝えているだけなのに、私のほうが悪者になってしまうのです。

例えば、飲み会での席のこと。上司が「今日は無礼講だから、いつも思っているけどなかなか言えないことがあれば言ってもいいよ」と言ったので、違う部署にいる同僚が、上司から不当な扱いを受けていることについて不満を漏らしました。その内容は明らかに会社の就業規則に明記されていたことに反した行為だったため、私は翌日、同僚の部署の部長のところに行き、パワハラがあることを報告しました。

すると後日、飲み会で話していた同僚が私のデスクに来て、「飲み会で話したことを会社にチクるなんて、お前、何考えてんだよ！　お前のせいで、上司との関係がもっと悪くなったじゃないか！」と、激怒するのです。私はなぜ自分が怒られるのかわかりませんでしたし、「報告することで改善されるだろうと思ったのに、余計に状況が悪くなってしまうってどういうことだろう？」と不思議でした。そして「Bと飲みに行くと、うっかり愚痴も言えないな」「あいつ、なんでもチクるから気をつけたほうがいいよ」などと言われ、私は職場で孤立してしまったのです。

相手との間で生じる会話のズレ

また、「正しいこと」に関してトラブルが生じるだけでなく、「相手が言ったこと」を言ったとおりに受け取ることで、ズレが生じてしまったり、相手に引かれてしまったりすることもあります。

気になっている女性にメールで「飲みに行きましょう」と誘うと、「今日はダメなんです」という返事。「じゃあ、今日じゃなければ、明日はどうですか?」「今週はちょっと忙しくて…」「じゃあ来週は?」「来週もちょっと…」「じゃあ、いつならいいんですか?」と聞くと、その後、連絡が来なくなってしまいました。電話をしても、着信拒否です。「今日でなければ、じゃあいつならいいのか」を知りたかっただけなのに、どうして無視されるのか、理解できませんでした。

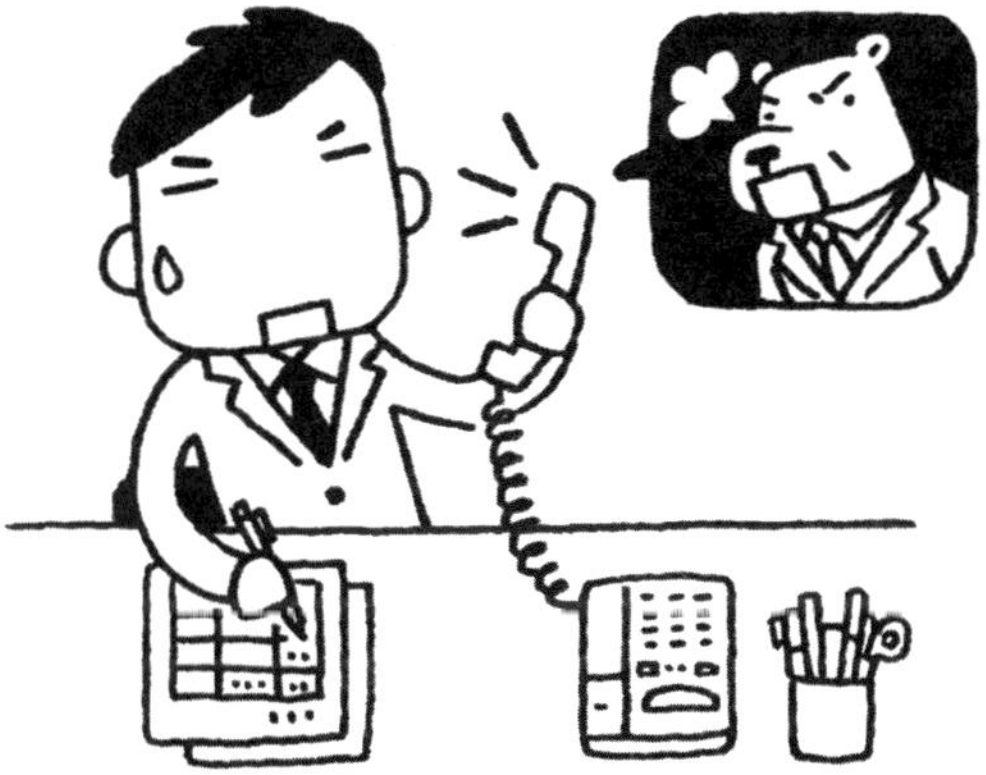

営業の仕事でも、同じようなことがありました。商品の売り込みにいった相手に、「どうですか？　先日お話しした商品を扱っていただけますか？」と電話で連絡をしたところ、「扱うことが決定した時には、こちらから電話しますから」と言われました。電話すると言ったのにかかってこないと思い、何度か電話をしても、「こちらから電話しますから」と言うばかり。そしてとうとう、「しつこいなあ！　もう電話しないでくれる!?」と相手はキレてしまいました。

このことを上司に報告すると、「こちら

から電話しますからっていうのは、電話してくるなって意味だろう！　それくらい察しろよ！」と、厳しく叱られてしまいました。

「察しろ」と言われても、相手が言ったことに対して反応しているだけなのに、それ以上に何を考えろというのか…。プライベートでも職場でもこのようなことがしょっちゅう起こり、私は次第に、お金を使ってストレスを発散するようになりました。

とことん窮地に陥ることで、自分を受け入れられた

結局、対人関係のトラブルが続いて仕事をやめ、買い物依存にどんどんはまっていった私は、アルコールにもどっぷり浸かり、借金も作り、にっちもさっちもいかなくなってボロボロでした。そんな様子を見かねた両親は、私がちゃんとカウンセリングにかかることを条件に、その借金を返してくれました。

母が言うには、私は子どもの頃に一度「自閉症かもしれない」と、医者に言われたことがあるということです。その時、母はその診断を受け入れることができず、私にも家

族にも言わなかったそうですが、やはり今こうしていろいろとうまくいかないのにはそういった理由があるのではと感じ、発達障害の専門家にみてもらうことを勧めたのです。

これまでの私だったら、母の話を受け入れることはできなかっただろう思います。しかし、日々起こるトラブルに疲れてしまい、アルコールで体調も優れず、落ちるところまで落ちた私には、なんでもよいからこの状況を脱する突破口が必要でした。

以前、買い物依存のことでカウンセリングを受けた時に、「自閉症の疑いがある」と言われたことを別のカウンセラーに伝えると、検査も踏まえた結果、「アスペルガー症候群かもしれない」とのこと。コミュニケーション面でうまくいかないことが出てくる障害と聞き、納得しました。

思えば、私は学生の頃から「お前と話していてもおもしろくない」と、人からよく言われました。人と雑談をするのが苦手で、何を話したらよいかがわからないので、自分が好きな野球の話をするのですが、大体は一人でしゃべっていて、相手は聞いているだけでした。私は「相手が自分の話に興味がない」とか、「なかなか話が終わらなくて困っている」ということに気づけなかったのです。

また、仕事ではこんなこともありました。ファイナンシャルプランナーの資格を取って、資産運用のプログラムはよいものを作成できたのですが、お客様に共感できず、強引にそのプログラムを勧めてしまったことでトラブルが頻発しました。これも相手の気持ちがわからないからゆえのトラブルだったことにカウンセリングを受けて気がつきました。そのことをもっと早く知っていれば…と悔やまれます。結局、カウンセリングに通いながら自分のことを見直していくうちに、自分には今の接客の仕事は向いていないことを自覚し、事務職へと転職しました。

相手との「距離感」をつかむため、自分なりの方法を編み出してみる

カウンセリングでは、主にコミュニケーションの取り方についてさまざまなことを教わっています。例えば、本音と建前があることや、社交辞令の理解など、相手の発した言葉と、そこに含まれた意味は必ずしもいつもイコールではない場合があるということ。

また、いくら自分が正しいと思っても、〝人に言っていいこと〟と〝言わない方がいいこと〟があるということなど、これまでコミュニケーションにおいて、自分と相手の間に大きなギャップがあったことを、少しずつ理解しつつあります。

そうは言っても、やはりまだ実際の場面では混乱してしまうことのほうが多いです。そういう時には、自分なりのルールを編み出してみます。食事の支払いの場面で、どちらが支払うかがあいまいで、どうしたらよいかわからない時、「私が払います」と2回言って、それでも相手が「払う」と言った場合はごちそうになる、といった具合です。

また、職場で混乱した時には、上司にアドバイスをしてもらうようにしています。転職先の上司は理解のある人で、私がコミュニケーション面に難があること、でも仕事で迷惑をかけたくないから困った時は相談にのってほしいことを話すと、協力をしてくれるようになりました。

今後は、コミュニケーションをする相手の表情を読んだり、場の空気を読むといったことも、少しずつできるようになりたいと思っています。

臨床心理士からのアドバイス

相手が怒ったら、すぐに謝る

人間関係のトラブルで、イラっとくることは多いと思います。ましてや職場では、上司やお客様など、理不尽だと思ってもまず謝るということが仕事の一部となっている場合もあります。こみ上げる感情を横に置いて、まずこちらから謝るパターンをスキルとして身につけましょう。そうすると案外、相手から「自分のほうにも落ち度があった」と言ってくれることもあります。

仕事で付き合っている人に対して、個人的な感情を封印して謝っておくことは、自分にもよい結果をもたらすことになります。その後ゆっくり相手の視点で分析してみましょう。何か「勘ちがい」が見つかるかもしれません。

何を話したらよいかわからない時の対応を考えておく

対人関係がうまくいかないという場合は、対人スキルの上手な人の表現をまねてみるという方法もあります。また、あいさつや雑談のネタを用意しておくのもよいかもしれません。例えば、自分はあまりスポーツが好きではないけれど、上司や顧客がサッカーが好きなら、話のネタとして前の晩のサッカーの結果をチェックしておくとよいでしょう。自分の好きなことの話をするのではなく、「相手が好きな話をする」ということも重要なスキルです。

会話がうまくいかない、何を話したらよいかわからないという時は、無理してこちらから話しかけずに、質問された時だけ答える、相手の話をよく聞き、相づちを打ち、聞き手に徹するというのもよいでしょう。

自分が正しいと信じるルールにも、例外処理があると知る

すべてのルールや規則には、書いていない「暗黙の例外処理」のケースがあるということを、マイルールに入れておきましょう。

「なんでも言っていいよ」と言われ、会議や飲み会で本当のことを言って失敗

するという場合、どこまで話していいかわからないなら、「沈黙は金」、自分からは話さないという選択肢もあります。

このように、ほぼ全てのことに暗黙の例外処理ケースがあると考えておくと、心の準備ができます。すべてのことは「0：100」ということにはならず、部分的に使う、時と場合によって守らなくてもよい、そして、その時にうそをついているという罪悪感を感じなくてよい、ということです。

例外処理ケースはほとんどマニュアルがないので、実体験の中で、モデリングしたり、どうしたらよいかを人に聞いたりして、自分でルールを作成していくとよいでしょう。

自分は「はまりやすいタイプ」であることを認識する

Bさんには、買い物依存、アルコール依存が見られますが、まず「自分が依存タイプである」ことを自覚することが大切です。そのうえで、はまりやすいもの、自分に害が及ぶもの、人に迷惑のかかるもの、お金が絡むものには、初めから手をつけないようにすることが大切です。

例えば、ゲームにはまって心身ともにボロボロになり、引越しを機にゲームを全部捨てるという決断を実行した人がいます。禁煙や禁酒と同じです。

他に熱中できるもので、健康的なものを選べるとよいですね。カナダの依存者用プログラムは、規則正しい生活の中で、運動とボランティア活動が組み込まれています。ジョギングや水泳などのスポーツや、今やるべき仕事にしっかり集中できるよう、生活を見直してみましょう。ただし、がんばりすぎは危険です！ がんばっても結果が出ないと〝うつ〟につながることもあるため、ストレスは小さいうちに、自分に合った方法で発散しましょう。（↓54～55ページ）

人生の選択肢　あなたならどちらを選びますか？

Bさん

うまくいかない

アドバイスを聞く

－

- 自分で考えなくなる。
- 主体性がなくなることもある。

＋

- 異なる視点に気がつく。
- 試行錯誤しないでスキルが身につく。
- アドバイスを実行し、感謝するとまたサポートしてもらえる。

アドバイスを聞かない

－

- 他者視点にシフトせず多様性に欠ける。
- 可能性を狭める。
- 他人がアドバイスしてくれなくなる。

＋

- 自分で考えるようになる。
- 自分に合ったスキルを見つける。

③読み・書き・聞き・計算まちがいが多いCさん（30代・女性）

●職歴…銀行に1年間務めた後、結婚して専業主婦に。ファストフード店でアルバイトを経て、現在、メーカーの派遣営業を行いながら、コミュニケーショントレーナーとして自身で事業を行っている。

●自己分析…集中力が途切れがち。計算や読解、記憶するのが苦手。人と違ったユニークな視点で物事を考えることができる。

●悩み…どんなにがんばっても「読み・書き・聞き・計算まちがい」が多く、他の人が普通にできることができない…。

自分に最も合わない職種に飛び込んで…。

私は初めて社会に出て就職する時、給料がよさそうだし、細かいことは苦手だけど営業ならできるかなという理由で、あろうことか銀行を選んでしまいました。計算がとても苦手なのにもかかわらず…です。今考えると、仕事の内容も、自分自身のことも全くわかっていなかったのだなと思います。

入ってから、それはもう大変でした。とにかく、読みまちがえ、書きまちがえ、聞きまちがえが多いのです。特に金額のケタや、「3と8」をまちがえやすく、毎日窓口を閉めた後、その日に出たお金と入ってきたお金を計算してレジに残っているお金が合っているかどうかを確認するのですが、何回やっても計算が合わず、私だけいつまでも居残りで仕事をしていました。

また、お客さんからの電話で、例えば、六日（むいか）と八日（ようか）といった音を聞きまちがえる、「佐藤さん」を「斉藤さん」だと思い、違うお客さんの投資信託を売ってしまう…。苦手な数字を扱う上に、ピリピリとした緊張感の中で正確さとスピードが要求され、私は完全にパニック状態でした。こうなると、お客さんや同僚に対して配慮をする余裕もなくなってしまい、対応もぞんざいになって「感じが悪い」「怠慢」などと受け取られてしまうこともしばしばでした。そして、「課長〜！」と上司に泣きついては、フォローしてもらう日々が続くうち、次第に上司の堪忍袋の緒も切れて、「もう、窓口には配置しない」と言われる始末でした。

私は割と受け答えがはきはきした方で、最初はハツラツと仕事ができる人に見られやすく、職場の人の期待値を上げてしまっていました。その期待を裏切ったというダメージも大きかったかもしれません。仕事のミス、焦り、劣等感、罪悪感…。お客様にも会社にも迷惑をかけ、私はどんどんストレスを募らせて、お昼を食べては吐くようになってしまいました。「もうダメだ…、限界…」1年で私はその会社を辞めました。

違う仕事に就くも、同じ失敗をくり返してしまう

銀行を退職後に結婚し、しばらくは専業主婦だったのですが、少し外に出て自分の時間を持つことも必要だと感じ、ファストフード店にパートに出るようになりました。この時もまた、正確さとスピードを求められる職場を選んでしまったのです。

そうするとやはり、ここでもミスの続出でした。オーダーの聞きまちがえはしょっ

ちゅうで、「あれ？　ドリンクはなんだっけ？　ハンバーガーは？　付録のおもちゃはどれだっけ？」とすぐに忘れてしまいます。レジの打ちまちがえも多く、「持ち帰りの中身が違う」とお客さんから毎日のようにクレームを受けていました。領収書1枚書くにも、正しい宛名が書けなかったり、領収印を逆さに押してしまったり…。

パートで働く5時間の間に2～3回は、必ずこのようなミスをしてしまい、上司といっしょに商品を持って謝りに行く日々が続きました。当然、お店の生産性も下がってしまいます。社員教育がとても丁寧なお店だったのですが、それでも「もういい加減そろそろ覚えろよな」と怒られ、同僚から「いつもあんなに怒られて、よく辞めないね」と言われてしまいました。

その時の私は、「自分が怒られている」という自覚すら持てていませんでした。「あれができない。これどうしよう」という目の前のことで一杯一杯で、そんな自分の状況に気づくことができなくなっていたのです。人から言われてようやく事態に気づき、「あ、やっぱり今回もダメそう。辞めちゃおう」と思いました。

「こうしてみればできるかも?」

そんな私を見て、同じパートの女の子が、「Cさんは、いったい何に困ってるのかな?」と声をかけてくれました。そう改めて聞かれると、「私はいったい何に困ってるんだろう」と戸惑いました。できない、できない…ばかりで、自分が実際どういうことに困っているのかがわからなくなっていたのです。「ここを直せばいいのかも」という発想もありませんでした。

するとその子は、「じゃあ、私がフォローしてあげるから、いっしょに1からやって考えてみよう」と言い、私の仕事の様子を観察して、どの部分でつまずいているのかを検証してくれました。

「Cさんは、どうも三つ以上オーダーが入るとパニックになっちゃうみたいだね。それならこういうチェック用紙を作って、一つひとつ確認すればいいんだよ」と、私専用のチェックリストを作ってくれました。そして、「ドライブスルーでは、まずドリンクを聞いたら、この『ドリンク』って書いてあるところを消す。次にハンバーガー、ポテ

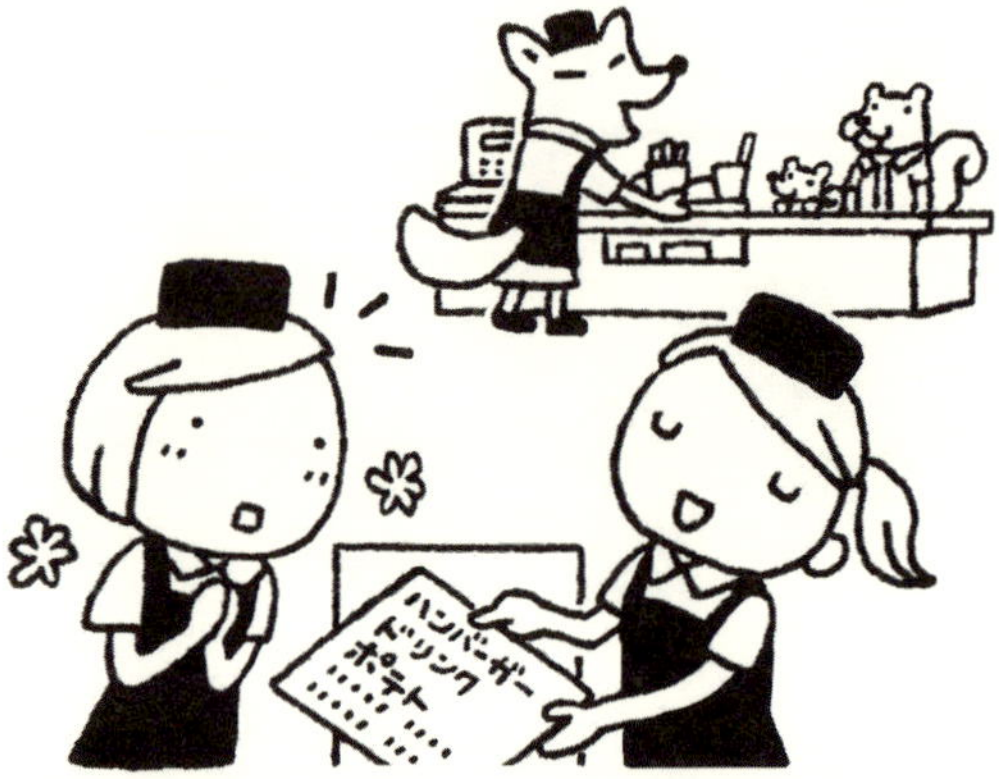

トっていうふうに箇条書きしたリストを作っておくから、同様に確認しながら消していくんだよ」とその子は言って、チェックリストを活用しながらオーダーを取るやり方を教えてくれたのです。

　これは私にとって、とても新鮮な感覚でした。これまでは「どうせどんなにがんばっても、私は人が普通にできることができないんだ」「頭で覚えるのが苦手なんだ」と、努力することすらあきらめていました。「できない、無理、終わり」と自己完結してきた私が、サポーターを得て「これが無理だったら、こうしてみればできるかも」「やり方を変えてみればいいのかも」という新しい価値観に出合った瞬間でした。これが今後の私の人生を変える大きなターニングポイントとなったのです。

人と違った見方が答えを導き出した

これまで、同じ仕事やアルバイトが1年以上続いたことがなかったのですが、このファストフード店の仕事は、引っ越すたび家の近くの同じ会社の店舗で働いて10年くらい勤め続けることができました。継続することができたのは、もう一つ、私にとって大きな影響を受けた出来事があったからなのです。

この会社では、アルバイトでも研修を受けて力が認められれば、お店を経営するマネージャーを務めることができます。その研修に参加した時のことです。

あるハンバーガーの作り方の各工程が、1枚ずつカードに記されたものをチームごとに渡され、それを順番に並べて完成させなさいという課題が出されました。私は「チームに迷惑かけるから、参加しないで見ていよう」と端っこのほうで座っていました。

見ていると、どのチームも「できた！」と講師のところへ持っていっても、「これは違う」と言われて戻されています。「カードのとおり作っているはずだし、優秀な人達ばかりなのに、どうして違うんだろう…？　おかしいな？」と私は不思議に思い、ふらっと席を立ち、各チームをのぞいて回りました。すると、気づいたのです。チームごとに抜けたカードがあることに…。

「このチームのこのカードと、あっちのチームのカードを交換すると、完成形になるのかも」そして、チーム間で互いにカードを取り換えっこすることで正解するチームが続々と出てきました。

この課題は、自分たちのチームのことだけを考えていればよいということではなく、全体を見てシャッフルする必要性に気づくことがポイントだったのです。

これまで、課題に参加せずにふらふらしていることなんて、ダメだと言われてきました。「おかしいな？」という素朴な疑問を口に出すことも、あまり受け入れられてきませんでした。でもこの研修では、人とは違った行動や見方をしたことによって、答えが見つかったわけです。「私は細かいことは苦手だし集中力がないけれど、こういうことでクリエイティブになれることがあるんだ」と自信になり、衝撃を受けた出来事でした。

その後、自由な雰囲気の中で人と違った視点をもち、積極的に提案をしていくことで、仕事のやりがいを感じられるようになりました。自分の持ち味や経験を生かして、もっとこんなことをやってみたい…という目標も見つかり、私は初めて前向きな退職をし、新しい道を歩き始めています。

苦手な計算・記憶は機械を利用して

計算の苦手な私は、子どもの頃からドリルを何回やっても同じ答えにならず、親からは「お前はバカなんだ。頭が悪い」と言われ続けていました。私は「ああ、自分はバカなんだ。だからできないんだ」と思い込み、「他の方法を見つける」という発想がなかったのですが、今は、「こうすればできるかも」の精神で、自分にできる工夫を見つけるようにしています。計算はできるだけ自分でやらずに、パソコンソフトなどの自動計算を利用する。記憶しておくことも苦手なので、スケジュールや人との約束などは、すべてスマートフォンに入力し、当日にアラームが鳴るように設定する。なんでも自分で覚えようとせずに、機械に計算・記憶してもらうようにしています。

また、膨大な量の資料やメールを読みこなすことも困難なので、そういう場合は「何が書いてあるの？」「何をしなきゃいけないのかな？」と同僚に聞くようにしています。

ただし、人にお願い事をする場合は、ただやってもらうばかりでなく、自分がその人に対してできることはないか、積極的に考えるようにしています。一方通行の関係ではなく、「ギブアンドテイク」の関係でいられるよう努めることが大事だと感じています。

人と違う自分を受け入れる

私はこれまで人と感覚が違うことがすごく嫌で、自分がおっちょこちょいであることがバレないように、必死に隠そうとしてきました。実際は、バレないように、目立たないようにすればするほど、ボロが出てしまって逆に目立っていたのですが…。

それでも、ファストフードの仕事の研修で「人と違う視点」を持つことが、何かを突破することがある、これでOKなんだと実感し、その自分のユニークな視点からおもしろいことが生まれるかもしれないと思えるようになったのです。このことは、大きな自信にもなりました。そこから、私は自分を取り繕おうと無理したり、隠そうとするのではなく、そういう自分を受け止められるようになってきました。

もちろん今でも失敗することは多々あります。そんな時は「これは失敗じゃない」「次の手がある！」「何か他の方法があるはずだ」とプラスに考えるようになりました。そうすることで自分や誰かを責めたりすることがぐんと減ったように感じます。「今が一番楽しい」そう思えるようになったのは、これまでの苦い経験があったからこそです。〝自分にしかできないこと〟を強みにして、仕事のおもしろさを見つけていきたいと思います。

臨床心理士からのアドバイス

自分の「存在価値」を、「特性」と連動させないで

Cさんの場合は、数字の読みまちがえや音の聞きまちがえ、計算が苦手といった、ＬＤ的な特性が見られます。小さな頃から積み重ねてきた失敗体験や劣等感から「人と同じようにはできない」「努力しても無駄」というように自尊心が低下してしまい、社会に出てからも、そんな自分に対するストレスから体調を崩してしまったのでしょう。

ＬＤの人がつらいのは、読み書き、計算など、基本のところでつまずきやすいために、周囲の人から「努力不足」「こんなこともできないなんて。小学校で習ったでしょ！」などと、誤解を受けやすいことです。しかしそれは本人の努力不足ということではなく、そのような脳のメカニズムを持っているということなのです。

どんなに世間が「簡単なこと」と認識していることでも、「努力」とは違う

次元で「どうしてもできないこと」もあるのです。

ですから、「何かができないこと」＝「自分は価値のない人間だ」と、イコールにしないでください。自分の特性として「これは不得意」ということがあれば、まず「ここが不得意な私」ということを把握して、体を壊すほどの無理をしないでほしいと思います。

そして、その不得意なことに「どうしてできないんだろう？」と悩むばかりではなく、「どうやったらうまくいく？」と、セルフトークを転換してみてください。すると、Ｃさんのように、自分の苦手な計算やスケジュール管理に関して、パソコンや携帯などの電子機器を有効に活用する、といったさまざまなアイデアを発見できるでしょう。自責が強いと対応策も浮かびません。

「不得意なこと」が目立つ職場を選ばない

「計算が苦手」という特性を持つ人にとって、数字を扱う職場にいることは、非常に酷な職場環境と言えるでしょう。無理をしてしまうと、Cさんのように心身がボロボロになってしまうことがあります。自分の特性を理解したら、「最も苦手とすることが目立つ職場は選ばない」という発想も必要です。そこでへこたれることはありません。何か違うことを探したらよいのです。

また、食欲がない・寝られないという何かしらのサインが出ているのに、その場しのぎの対症療法だけで、条件を変えずにがんばり続けるというのは、望ましくありません。そのような場合は、誰かに助けを求める、職種を変える、少し休憩する期間を確保するなどといった対応が必要になるでしょう。

「ギブアンドテイク」の視点や「感謝」こそ、ミスの多い人に必要なソーシャルスキル

Cさんが、同僚の人と持ちつ持たれつの関係を築こうとしているのは、とても大事なことだと思います。自分の不得意なことを周囲にフォローしてもらうばかりでは、なかなかよい関係を築いていけませんし、理解を得ることも難

しいでしょう。「この部分は助けてもらいたいけど、ここは自分の得意分野だから率先してがんばろう」というように、自分も周囲の人にとって役立てる存在になれるよう、何ができるか考えてみてください。

例えば、書類を作成するのは苦手だから迷惑をかけるかもしれません…でも、「プレゼンテーションは任せて！」とか、パソコンが得意であれば、扱いがわからなくて困っている人に教えてあげるなど…。仕事からちょっと離れたところで、飲み会の司会でみんなを盛り上げるなどして、〝愛されキャラ〟を確立するというのもよいでしょう。

また、失敗した時のサポートほどありがたいものはありません。手を差し伸べてくれる人がいる時は、ありがたく助けてもらうことも重要なサバイバルスキルです。そして、人に何かしてもらった時は、必ず感謝の気持ちを伝えてください。単に「ありがとう」というだけでなく、「自分の苦手なことをサポートしてもらって、とてもうれしかった」「一人ではできないことだったのでとても助かりました」など、「相手がどういうことをしてくれて、それがなぜありがたかったのか」を具体的に伝えると、相手にも感謝の気持ちが十分伝わります。

ちょっとどこかに旅行に行った時にお土産を買ってきたり、何かしてくれた人に「いつもありがとうございます」と〝小さくても心のこもったプレゼント〟をするなど、感謝を形にすることも大切です。

人生の選択肢　あなたならどちらを選びますか？

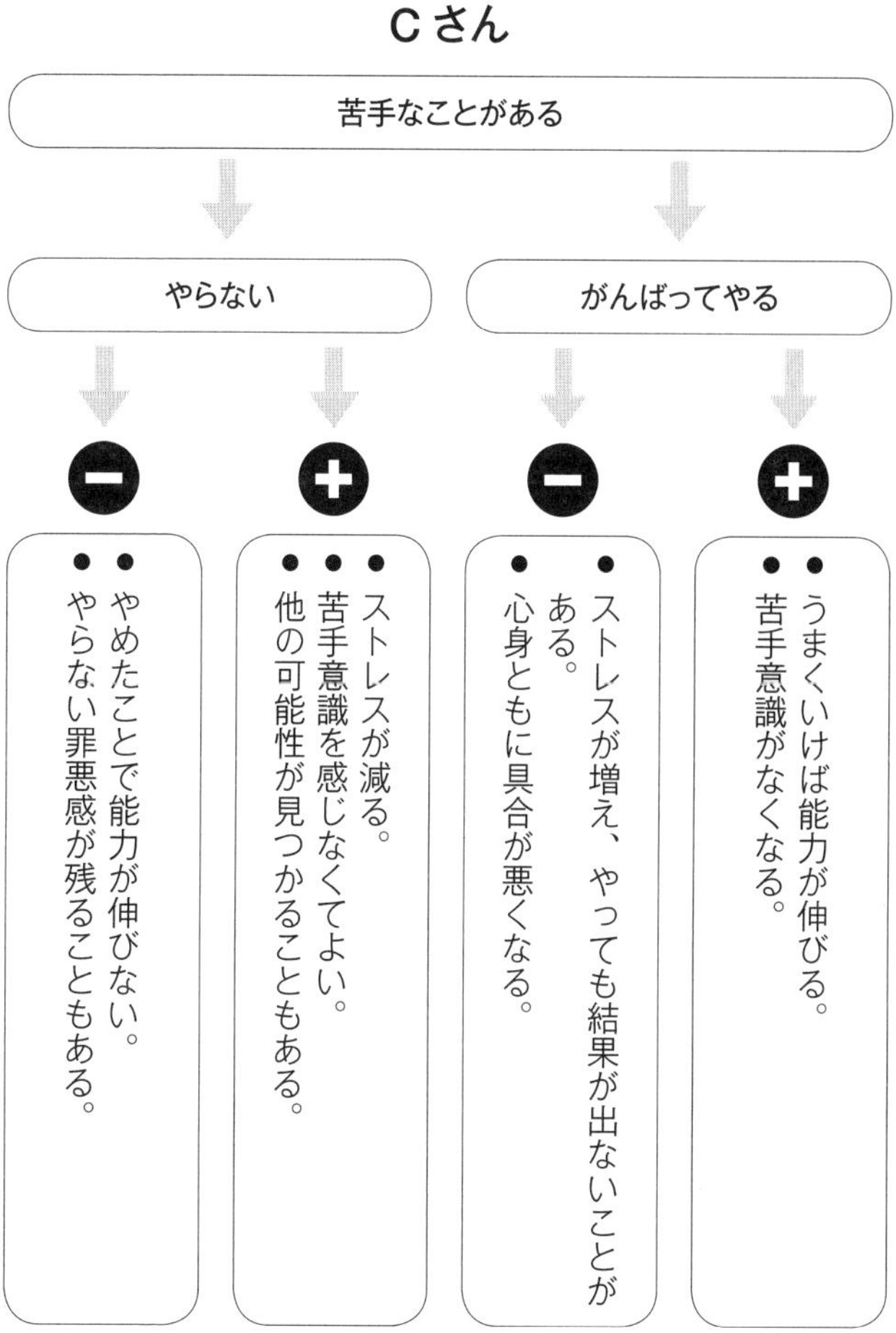
Cさん
苦手なことがある
やらない
がんばってやる
－
●やめたことで能力が伸びない。
●やらない罪悪感が残ることもある。
＋
●ストレスが減る。
●苦手意識を感じなくてよい。
●他の可能性が見つかることもある。
－
●ストレスが増え、やっても結果が出ないことがある。
●心身ともに具合が悪くなる。
＋
●うまくいけば能力が伸びる。
●苦手意識がなくなる。

④なんでも自分でやろうとしてオーバーワークのDさん（40代・男性）

●職歴…理系の大学院を卒業後、営業職でメーカー企業の転職を何回かくり返してきた。現在、課長を務める。

●自己分析…自分はADHDかもしれないと思っており、診断はまだ受けていない。何でも自分でやろうとしてオーバーワークになりがち。まじめな性格で、人付き合いは得意な方だと思う。

●悩み…人に弱みを見せられず、頼まれたら断れない。人に任せることもできずに体を壊すまで働き、結局転職するはめになってしまう。

あれもこれも自分で抱え込み、人に頼めない

私は課を束ねるポジションでありながら、なかなか仕事の分担ができず、すべて自分でやってしまう傾向があります。これまでもずっとそうでした。部下や同僚が信用できないわけではないのです。しかし人に任せると、やり方が気にくわないことが多く、「どうして、私の理想のやり方をわかってくれないのか」とストレスが溜まるので、「それならば自分でやってしまった方が二度手間にならずにすむ」と思ってしまうのです。

例えば、部下が作成するべき報告書も、自分が思うようなフォーマットになっていないと嫌なので、つい自分で書いてしまいます。課員が行う仕事についても、必ず私がすべて最終確認をしないと気がすみません。そうすると、自分の仕事がある上、本当は人に割り振るべき仕事もすべて自分で抱え込んでしまうことになるので、毎日遅くまで残業は当たり前。休日出勤をしても、なかなかその仕事量に追いつけません。しかも、人から頼まれると「NO」と言えない性格で、「これ以上は無理です」と断れないため、仕事は増えていく一方。常にオーバーワークの状態です。

同僚や部下が「手伝おうか？」「何かやりましょうか…？」と聞いてくれるのですが、それも断ってしまいます。ここで人にサポートをお願いしてしまうと、「自分はできない人間だと思われるんじゃないか」と不安になってしまうからです。こうして、いよいよ「無理」となった時に、周囲に「できません」と言えないまま、食欲不振や不眠で体を壊して会社を辞めるというパターンを、これまでくり返してきました。

これまで悩んだことはなかったのに…。

振り返ってみると、私は子どもの時から、人に何かを頼まれると断れない性格でした。そして、「ここで断ると、自分ができないことを認めてしまうことになる」と思い込んで生きてきました。それには「人からの期待に応えなくてはならない」「NOと言ってはならない」という親の育て方も大きく影響していると思います。

しかし社会に出るまで、こんなに深刻な事態になることはありませんでした。学生時代は成績もそこそこで、どちらかというと周囲からは優秀だとよくほめられました。そして、ほめられるとまた期待に応えたいという思いでがんばってきたのです。

大学で勉強したこととは全く違う「営業」の仕事に就き、最初は戸惑いましたが、いろいろな本を読んでコミュニケーション術を学び、それなりの実績を作ってきました。

けれども、なぜ自分は何度も体を壊し、同じような状況で転職をくり返してしまうのかがどうしてもわかりませんでした。そんな時、たまたま「ＡＤＨＤ」についてのテレビ番組を見て、「自分はこれかもしれない……」と思ったのです。

フォーマットを作ることで、仕事も気持ちも落ち着く

私はインターネットで情報を収集して、ある心療内科にかかりました。そして何度かカウンセリングを重ね、まず仕事の分担を表にして整理したらどうかというアドバイスをもらいました。今目の前にある仕事、気になっている仕事を〝自分がやるべきこと〟〝人に任せた方がよいこと〟の二つに振り分けて表にするのです。「あまりいろいろ考えず、この二つの事実にのみに注目して、機械的に振り分けてください」と言われました。

今までやみくもに一人でこなそうとしていましたが、こうやって目に見える形に整理すると、仕事の優先順位が見えてくるようになってきました。また、現状が見渡せるので、安心感もあります。自分の頭だけで振り分けようとすると基準がないので難しいの

ですが、このようにフォーマットに則ってシンプルな振り分け基準があると、自動的に判断ができます。その感じが、私にとても合っていたようです。

仕事を人に割り振るのも、上司の役目

カウンセリングで先生が言った言葉で、自分がこれまで思い込んでいたことがよい意味で少し崩れました。それは、「よいリーダーの定義に、部下が能力を発揮できる場を作り、与えるということも含まれるのではないでしょうか」という言葉です。私はこれまでそんなことを考えたこともなく、自分のことで精いっぱいだったので、「ああ、そういう考え方もあるのか」と、目からうろこが落ちた思いでした。

確かにそのように考えると、部下に仕事を割り振るのも自分がすべき仕事。自分でなんでもやってしまおうとすると、自身が大変になってしまうだけでなく、部下たちが成長する場も奪ってしまっていたんだと気づきました。そしてそれは、上司としての評価が問われる部分でもあるとようやくわかったのです。

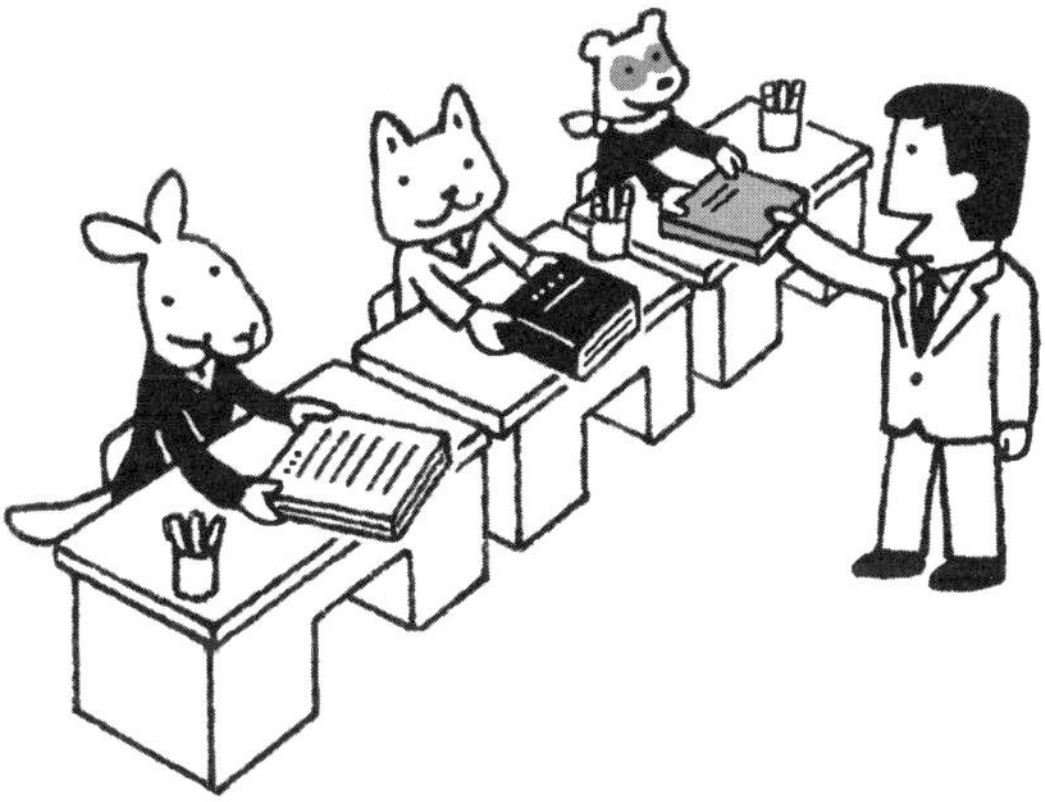

今は少しずつ部下に仕事を任せられるように取り組んでいますが、そうすると今度は「誰にどう振り分けたらよいのか」と悩んでしまったり、「振り分けなくては」ということが過剰にプレッシャーになってしまったりする場面も出てきました。振り分けてみたものの、自分の思うように仕上がってこず、ストレスが溜まってしまうこともあります。
今後、引き続きカウンセリングに通いながら、具体的に振り分ける場面で活用できる新たなフォーマットを検討したり、部下にどのように伝えたら意思疎通が図れるのかなど、考えていきたいと思います。

事実を確認する

カウンセリングを通して、「人に頼む」「できないことをできないと人に言う」ことが、すなわち自分の評価を落とすことにはならないのではないか、という話もしました。この感覚は、子どもの時から自分の中に根強くあるものなので、なかなかそこから抜け出すことは難しいのですが、この強迫的なプレッシャーが自分の問題の核にあるということは理解できます。また、カウンセリングで「まず事実だけを確認する」というアドバイスをもらいました。今、自分が持っている仕事にプラスして仕事を請け負った時、現実的に考えて期限までに本当にそれらをこなすことができるのか。「人からどう思われるか」といった感情的な部分は別の所に置いておいて、「事実」としてそれが可能かどうかを判断する練習が必要だということで、今、取り組んでいるところです。

なかなか難しいですが、また体を壊して転職というパターンをくり返すのは嫌なので、自分で自分をがんじがらめにしている現状から、余裕が持てる自分になれるよう、少しずつ変わっていきたいと思っています。

臨床心理士からのアドバイス

能力を発揮するために、助けを求める

「いつも完璧に、早く、一人でこなさなければならない」という価値観は、絶対的なものとして親からインプットされ、「人に頼んではいけない」という今のDさんの生き方につながっているようです。

ただその結果、体調を崩し、転職をくり返しているという現実があります。この状況は、決してDさんにとってプラスになることではありませんし、周囲もそのようなことは望んでいないでしょう。

「助けを求める」ことは、決して「自分はダメなんだと認めること」ではありません。自分の才能を発揮するため、またプラスの状態を持続していくために必要なことなんだと考えてみてはいかがでしょうか。

また、カウンセラーの話にもあったように、効果的な助けの求め方は、周囲の能力を生かすことでもあるのです。「一人でがんばる」のではなく、「いっ

しょに成長していく」という空気を創り出していけるとよいですね。そうすると、もっとDさんも楽になれるのではないでしょうか。

状況を視覚的に整理する

「自分がやるべき仕事と、人に頼むことを整理する」というカウンセラーのアドバイスは、とても重要で効果的なアイデアです。頭の中だけで考えるよりも、図にしてみると、より整理がスムーズにできるでしょう。

図14は、自分でやるべきことと人に任せることを、重要度も合わせて整理したものです。この図のグレーの部分を自分でやるか、他の人にお願いするかがポイントになります。例えば報告書の作成の場合、データ整理の部分はそれが得意な部下にお願いし、考察の部分だけ自分がやるなど、「ここは自分がしっかりやりたい」という点のみ押さえて、その他は人の力を借りるといった効率的な割り振り方も考えてみてはいかがでしょうか。

図14　「自分でやるべきこと」と「人に任せること」の整理

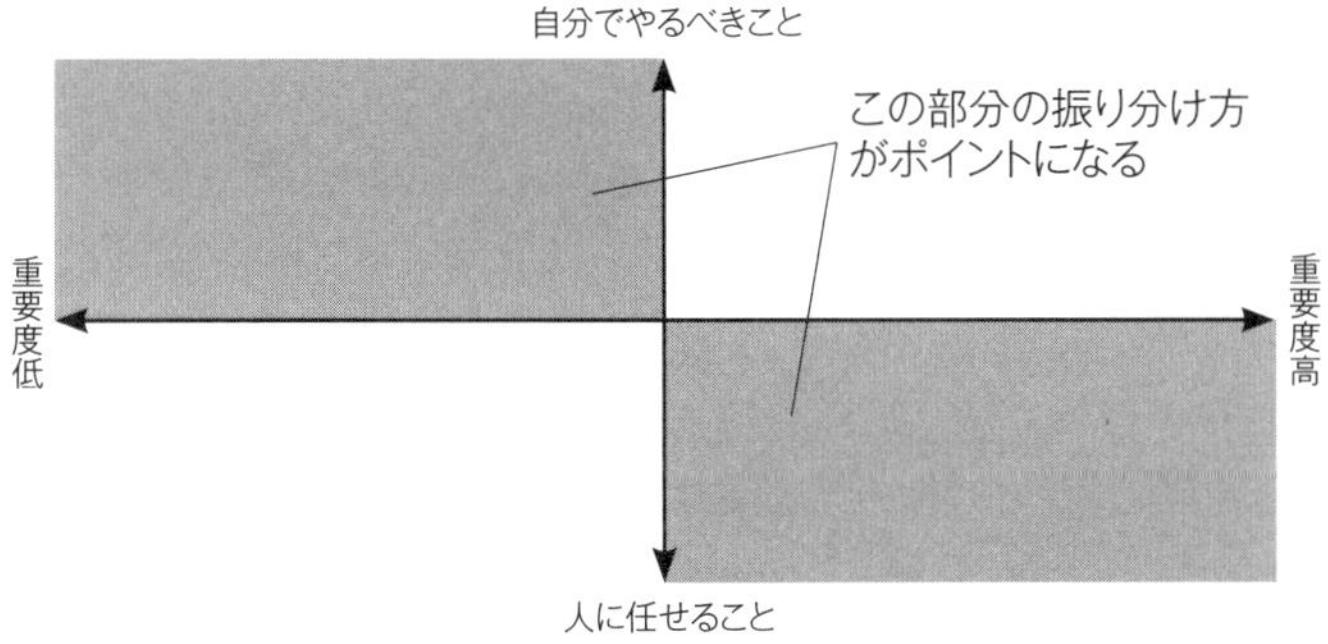

相手の視点を知ることで視野が広がることも

「人に頼んでも、結局自分の思うような結果にならないため、自分でやった方がいい」と、一人で抱え込んでしまうDさんですが、相手の力不足とあきらめてしまう前に、「自分の説明が不十分だったのかも」「相手のやり方と自分のやり方がいっしょとは限らない」と相手の視点も加味して考えてみる必要もあるでしょう。

まず「ここはこうやってほしい」という強い希望があるものは、自分でひな型を作り、相手に前もって見せる、フォーマットを渡しておくというプロセスがあった方が確実です。自分が相手の立場に立った時、どのように説明をされると理解しやすいか、考えてみてください。これは第2章で解説した「2人称の視点」となります。

また、「人それぞれにやり方がある」ことも尊重しなくてはなりません。自分がベストだと思うことと、相手がベストだと思うことがいっしょとは限らないのです。いつも自分のやり方だけを通していては、自分も相手もなかなか成長できないかもしれません。時には「あなたはどうしたらいいと思う？」と聞いてみると、自分では思いつかないような、よいヒントが得られるかもしれませんよ。

人生の選択肢　あなたならどちらを選びますか？

Dさん

トラブルが起こる

一人でがんばる

−
- 無理して体を壊す。
- 可能性が広がりにくい。

＋
- うまくいくと能力が向上する。
- 一人で自由にできる。

協力者といっしょにやる

−
- 対人関係でつまずくと、ストレスが増える。
- 何事も人任せになることも。

＋
- うまくいくと早くできる。
- 協力者にも活躍の場ができる。
- 自分以外の視点が持てる。視野が広がる。

⑤一つのことに取り組むと没頭してしまうEさん（20代・男性）

●職歴…大学在学時に就職活動が思うように進まず、卒業後は出版社でアルバイト。その後、正社員になり4年間働くが、体調を崩して退職。現在、求職中。

●自己分析…ある一つのことに取り組むと、とことんやる傾向がある。時には、食事や睡眠をきちんと取らずに没頭してしまうので、体調を崩してしまう。また、聴覚過敏があり、人の話を聞けないことがある。「アスペルガー症候群」と診断を受けている。

●悩み…非常にストレスを受けやすく、仕事に過集中してしまうため、仕事が続かない。また、自分が何をしたいのか、仕事のために何をしたらよいのかがわからない。

何をしたらよいのかわからなかった就職活動

大学3～4年生の時、周りの同級生が自分の目標に向かって積極的に就職活動に邁進する中、私は大学の課題を行うのに精いっぱいで、卒業後のことを考える余裕がありませんでした。同級生が就職活動をしているのは知っていましたが、私は文学部におり、みんなが専攻とは全く関係のない企業に応募する姿を見て、正直なところ軽蔑していました。だからと言って、自分の研究に関係する仕事に就くにはどうしたらよいのか、全くわかっていなかったのですが…。

4年生の後期にもなるとさすがに焦り、私が知っている大手企業が一社だけまだ募集をしていたので一応エントリーしましたが、人気のある会社で、私は就活対策など何も知らなかったので、当然のように落ちてしまいました。そして、あまり社交的でなく、教授や先輩などに相談することもできなかった私は、そのままズルズルと就職が決まらないまま、卒業してしまったのです。

卒業後はとりあえず、アルバイトをしながら作家を目指すことにしました。集団作業には苦手意識があるため、一人でできる仕事がしたいと思ったのです。しかしアルバイトで一杯一杯になってしまい、作家を目指すために必要なことをする余裕がない日々…。何でもいいから、文学や書物に関係する仕事をしなければ…と思い、派遣会社に登録したところ、ある編集プロダクションを紹介されました。

職場は週刊誌の編集をする部署で、とても忙しい所でした。アルバイトでもすぐ即戦力として使われ、やりがいはあるのですが、社員と同じように毎日遅くまで残業し、休日出勤もありました。息をつく暇もなく働いているうちに、1年経って、私はその正社員として働くことになりました。

仕事は増える一方、生活習慣は乱れ、悪循環に…。

編集の仕事は、一人でたくさんの記事や書籍を担当するので、さまざまなことを常に同時進行しなくてはなりませんが、私は一度に一つのことにしか取り組めません。ある記事を書きながら違う記事の打ち合わせをし、新しい企画書もまとめて、取材のアポ取りもする…。こんな雑多な仕事が求められても私はうまくできず、企画書を書くなら、まずそれを書き終えるまで、他のことは考えられないのです。

しかも、あることをやり始めると集中しすぎてしまう傾向もあり、今やっていること

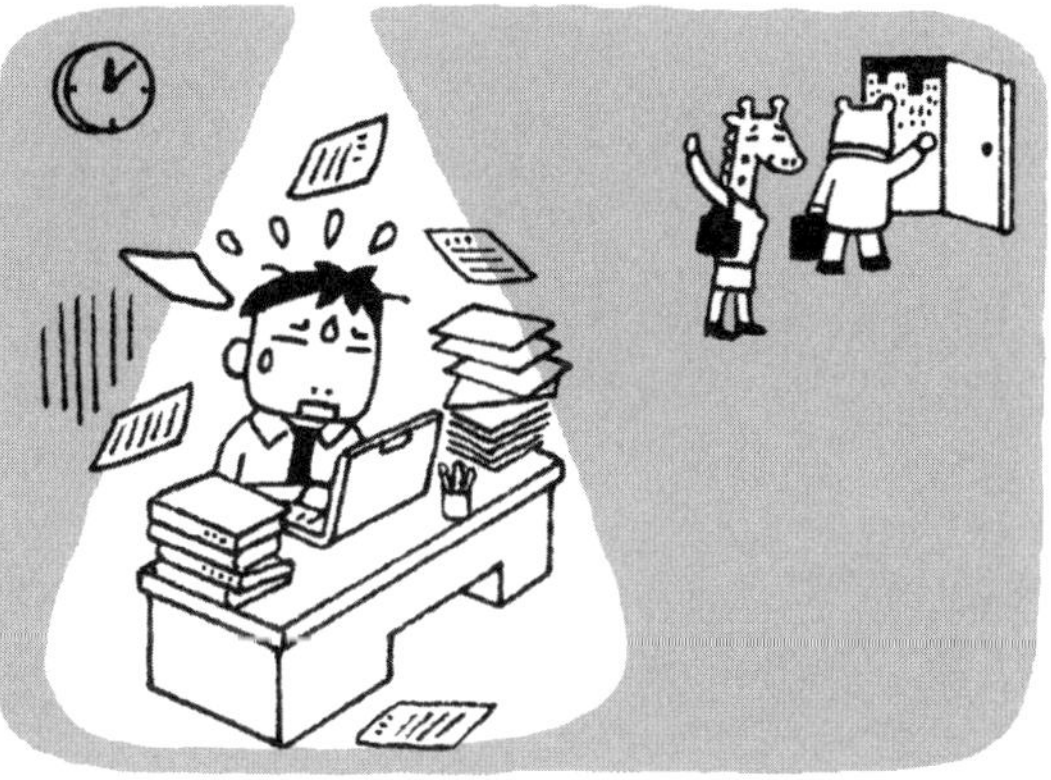

を完璧に仕上げることにこだわって、自分でどんどん仕事を増やしてしまいます。いったん手をつけ始めると、食べるのも寝るのも忘れて、翌朝になっていたということもあります。常に締め切りに追われる中、周りの人たちはうまく仕事をこなしているのに、私一人、どんどん遅れを取ってしまっていました。

仕事は絶え間なく続き、食事や睡眠もまともに取れない毎日のくり返し。当然、頭の回転も鈍り、ミスが起こって仕事の効率も悪くなる悪循環です。次第に、十分な睡眠時間を取れた日でも寝た気がせず、毎朝起きた瞬間から疲れを感じるようになりました。今考えると、あの頃自分がどんな毎日を過ごしていたのか思い出せません。それほど余裕のない毎日を送っていたのだと思います。

指示が聞き取れない

またもう一つ、職場でよく困ったこととして、「人からの指示が聞き取れない」という悩みもありました。編集部にはいつも人が出入りし、あっちこっちで打ち合わせをしていました。電話もよくかかってきて、いつもガヤガヤしている中で、誰かが自分に指示をしたり、声を掛けたりしても、その声だけを拾うことができないのです。

それが大事な話であれば当然不安になりますし、大事ではないと思われる話であっても、何を言われているのか全くわかっていないのに、聞いているふり、わかっているふりをしなくてはならないのは、大変苦痛でした。

特に、撮影などで外の現場にいる時は、街の騒音もあって指示が聞き取りづらく、困りました。しかし、このようなことがしょっちゅうあると、指示の内容をもう一度言ってもらおうと確認しても、「お前は、なんでいつもちゃんと聞いてないんだ！」と叱られてしまいます。かといって、ちゃんと指示を把握していないのに、「なんとなく、こう言われたのかな？」という感じで対応をすると、全く違うことだったりして、また叱られる…。そんな状態でしたので、屋外にいる時に携帯に仕事関係者から電話がかかってくると「静かな場所を探さなきゃ！」とパニックになっていました。こういったことも、自分にとっては大きなストレスになっていたのだと思います。

自分に合う働き方を探して

仕事がなかなか思うように進まず、休息も取れない日々に、私は心身ともにくたびれてしまい、職場に行けなくなってしまいました。そして、そのまま会社を辞めました。

そんな中、久しぶりに友人たちと話をした時、私が述べた考えについて、その場にいる全員から「その考えはおかしい」と否定されるという経験をしました。その反応にひどくショックを受けたのですが、これまで会社で怒られたこと、家族や友達と衝突したたことを思い出し、初めて「自分の考え方に何か問題があるのではないか」と感じました。そして、インターネットで「アスペルガー症候群」という言葉に行き着いたのです。

東京都自閉症協会の「アスペルガー症候群を知っていますか?」というコンテンツを読むと、その特徴が自分と完全に一致したのでとても驚きました。そこで、自分はアスペルガー症候群であることを確信し、発達障害のことがわかる病院を受診して、診断されました。現在は療養しながら、今後どうするかを考えているところです。

今思うと、会社で働いたことで、家庭生活や学校では知ることのできない、「社会の一般常識」を知ることができたのはとてもよかったと思っています。電話の対応の仕方や言葉遣い、場に合った服装などは、毎日、怒られながらも身につけることができました。怒られるのはつらかったですが、そういったビジネスマナーや社会のしくみ、経済のしくみといったことは、会社に勤めてみないと知ることはできなかったでしょう。

私は特に、コミュニケーションマナーがあまり身についていなくて、最初の頃は上司や同僚と話をすると、誤解を招いたり、嫌な空気になってしまうことがよくありました。

自分ではきちんと伝えているつもりなのに、言い方が雑だったり、きちんと敬語を使えていなかったりして、相手を不快にさせてしまっていたようです。学生生活までは、特にそんなことを気にしなくてもやって来られましたし、それで叱られたこともあまりありませんでした。職場にいたからこそ学べたこれらのことは、今後、社会で生きていくうえでも必要なことだろうと思います。

ただ一方で、今後については「必ずしも会社に勤めなくてもいいのではないか」ということも感じています。自分がアスペルガー症候群だと知り、普通の人よりもストレスへの耐性が弱く、ストレスを受けていることを知覚しづらいことや過集中してしまいやすいこと。聴覚過敏で多くの音の中からある特定の音を拾うのが苦手という特性があることを考えると、自分は組織で働くよりも、一人でできる仕事の方が向いているのではないかと思うのです。

大学時代の就職活動では、「自分の専攻に関係ある仕事でなければならない」とか、「よく知られている会社に勤めるのが当たり前」といった先入観があり、他の働き方があるということに思い至りませんでした。

本来は、卒業する時に、もっといろいろな職業があり、さまざまな仕事のスタイルがあるということを知っておきたかったなと思います。

自分が何をしたいのかまだあまり見えてきませんが、自分の特性も考えて、前向きに取り組めることは何か。その仕事を行うにはどんな環境が望ましいのか、などについて少し時間をかけて考えてみたいと思っています。

医師からのアドバイス

好きなことを仕事にするということ

一般論として、興味・関心のあることや趣味がそのまま仕事になることは、そう多くありません。漫画が好きでも、漫画家になれる人は氷山の一角です。ではそこを割り切るかというと、それも残念で悔しい気持ちがしますね。

最近、就労支援においてＩＰＳ（Individual Placement and Support）という支援

方法が注目されています。これは１９８０年代のアメリカで始まったもので、日本でも積極的に導入され始めました。

ＩＰＳの基本原則の一つに「職探しは本人の興味や関心に基づく」という考えがあります。例えば、「車が好き」という人の場合、いきなり車を作ったり、運転手の職を探したりするのは難しいかもしれませんが、例えば、運転助手や販売店や整備会社の周辺で、何か仕事が見つかるかもしれません。このように、好きな車に関連する仕事に就くことが安定就労につながるという考え方です。

もう一つ、「働きたいと本人が希望したら、迅速に就労支援サービスを提供する」という原則もあります。これは例えば、その人の状態に合わせて、あいさつを完璧にマスターしてから就職するか、就職してからあいさつの練習をするか、コミュニケーションがうまくなってから就労するか、あるいは就労を先に考えるか、などを検討し、サポートするということです。

このように、「まず好きなことに関連する仕事に就き、その仕事に必要なことを学んでいく。それが安定就労につながる」というのがＩＰＳの基本理念です。もとは統合失調症の患者さんをモデルにした考え方ですが、発達障害のある人にも適応できる支援方法ではないでしょうか。

あるアスペルガー症候群の男性は、大の車好きでした。彼は運転手になることが希望でしたが、まずは引越し店の運転助手から始め、ゆくゆくは運転手にとがんばっています。この仕事に就く前にいくつか職場見学をしましたが、どの仕事にも興味を示さず、次々に新しい職場見学を希望する本人に対して、支援者の中で「仕事を選べるような状況ではないのに」という批判めいた発言も出ました。でも結局は本人の粘り勝ちだったようです。

Ｅさんも「文学が好き」という気持ちが出発点であったと思います。本に関連する仕事の裾野を広げて探し、「自分がどの部分を担当したいか、担当できそうか」など、一度整理をしてみるとよいかもしれません。

複数のことを同時にこなすコツ

一度に一つのことしかできない、「シングルフォーカス」は、特に、アスペルガー症候群など、自閉症スペクトラム（ASD＝Autism Spectrum Disorder）の人の特性と言われます。ただこれは意識すれば固定せず、仕事に慣れていくことで複数のことを同時にこなすスキルも身につけていくことができます。

そのコツの一つとして、職場全体を見渡し、「自分の仕事が全体の中のどのあたりに位置づけられ、自分の役割は何か」を知ることが役に立ちます。全体の流れを意識することで、注意やエネルギーの配分を決めたり、頭の切り替えをしたりするスキル（実行機能）が身につくようです。頭の中に、その都度「計画実行表」ができあがっていくのかもしれませんね。

例えばコンビニの仕事は同時進行の作業が多く、さらに突発的な出来事への対応などもあり、アスペルガー症候群の人たちには難易度の高い仕事ですが、頭の中の「計画実行表」がその都度上書きされると複数の作業も処理できるようです。

スタートはできるけど、ストップできない

一つのことに集中しすぎてしまったり、完璧さにこだわってしまうことで、ずっと仕事に追われていたEさんの中では、「作業の終了＝完成＝完璧」という定式が、できあがっていたのかもしれません。

ところが、「完璧」というのはとても抽象的な概念なので、どこまでやれば100％完璧なのか、わからなくなってしまうのでしょう。これも、アスペルガー症候群の人の就労で生じる問題の一つで、Eさんのように疲弊しきってしまい、長く働くことができないということにもなりがちです。

完璧であることは、どんな仕事においても重要ですが、それにはバランスが大切です。1日で仕上げるべき作業を、完璧を求めすぎて何日もかけてしまい、それでも「完璧ではないので作業が終了しない」ということでは、いつまで

たっても終わりません。

これを解決するには、「作業の終了≠完璧」というように、定式を変更するしかないのかもしれません。自分の中で目指すのは100％かもしれませんが、会社から要求されているのは98％という置き換えがあれば、バランスがとれるでしょうか。

感覚の問題は、まず健康管理から

耳からの情報のインプット処理に苦労している当事者の方は、とても多いですね。処理方法の難しさには、どうも2種類あるようです。一つは、「全体の音量が大きく入る、どんな小さな音も拾ってしまう」というボリューム調整の問題。もう一つは、「刺激の取捨選択が難しく、必要な音も不必要な音も同じように入ってしまう」というチューニングの問題です。

大きさについては、耳栓やノイズキャンサーで全体の音量を下げる、という対処法が有効な場合があるようです。イヤフォンで心休まる音楽を聴くのもよいかもしれません。

チューニングについては対処が難しく、刺激が一挙に入りすぎて「溺れそうになる」と言う人もいます。注意の焦点をどこに当ててよいのか、混乱してしまうそうです。ある人は対処方法として、混乱しそうになる意識を整えるために腕時計に耳を当て、秒針の音に集中するのだと教えてくれました。小さく正確な音に注意を集中させて混乱状態から脱出し、気持ちを整えてから、また外界の刺激の選り分けをするのだそうです。

感覚の問題について言うと、一人の中に、感覚過敏と感覚鈍麻の両方が複雑に入り混じっていることが多く、個人差も大きいことが知られています。この問題を解決する方法は今のところ見当たりませんし、かといって、きれいさっぱりなくなってしまうことが本当の解決なのかというと、疑問が残ります。まずは、感覚や情報が過剰な負担にならないよう、受け手の健康管理をすることが現実的でしょう。というのも、抵抗力が落ちるからなのか、心身に負担がかかっている時に、感覚の問題がより強く浮上するからです。「最近、特に音が気になる」という時、無自覚なままにストレスが過剰になっているということがよく見受けられます。であれば、多少のストレスに負けない耐性を身につけることが、この感覚問題の対処法になりうるはずです。

まずは体調管理として、自分に合った運動を探して体力づくりをしましょう。他にも、アロマ（臭いに敏感だと効果もあるということのようです）、音楽を聴く、センサリートイ（触ると独特の感触のあるおもちゃ）なども、体調管理に効果がありそうです。

仕事が忙しい、緊張場面が多いという時は、特に心がけてください。仕事場での疲労とストレスを自宅でゆっくりほぐし、次につなげるというくり返しの中で、確実に情報処理能力は上がります。

人生の選択肢　あなたならどちらを選びますか？

Eさん

つらいことがある

やらない

−
- 挑戦しなくなる。
- 可能性を狭める。
- 苦手意識が残る。

＋
- ストレスが減る。
- 他の選択肢を考える。
- 新しいことにチャレンジできる。

がんばり続ける

−
- ストレスが蓄積する。
- あまりに合わないことだと体を壊す。

＋
- 工夫して、できなかったことができるようになる。
- うまくいけば信用を得る。

⑥いつも仕事に追われてしまうFさん（40代・女性）

●職歴…短大養護教諭養成課程を卒業後、公立校の養護教諭として就職。その後約20年、市内の小・中学校で経験を積み、現職の小学校は4校目。2児の母。

●自己分析…整理整頓が苦手、計画性と時間感覚に難ありだが、人は大好きで、苦手な点も周囲の人の助けに恵まれている。1年前に「ADHD」（不注意優勢型）と診断される。

●悩み…苦手な仕事はつい後回し。提出書類も期限ぎりぎりか過ぎてしまう。常に忙しくて余裕がなく、周りに迷惑をかけているという思いがある。

「勉強しなくても大丈夫」の自信が崩れ始めて…。

学校という場所や人と関わることが好きという理由から、教師への憧れがあった私は、小学校の時すでに、「将来、何になりたい？」の問いに、「先生」と答えるようになっていました。ただし、「学校が好き」といっても計画的に勉強することは苦手で、宿題は苦痛でした。帰宅すると宿題があったことを忘れて、寝る前になって気づいて焦る…ということのくり返し。ある日などは宿題を忘れたにもかかわらず、「頭に書いてきました」と生意気なことを言い、先生に「じゃあ、やってみなさい」と促され、その場で考えたらうまくいってOKだったということもありました。その時は、「問題を考える」という宿題だったので、得意の〝ひらめき（思いつき）〟で切り抜けられたのですが、そんなことが通用するのも限界があります。

小学校の時は〝全能感〟があって、事実、成績もよいほうだったと思います。ところが、中学に入ってからは数学、英語につまずき、決定的だったのは高校受験でした。これは思いつきだけでなんとかなるものでありません。計画性が必要となる受験勉強は、うまくいきませんでした。塾に行けば、計画的に効率よく勉強できたのかもしれませんが、なぜか「塾に行かなくてもできる」という変な自信があって、「自分一人でやってやる！」という勢いだけでがんばり、なんとか志望校の一つに受かりました。

当時の私がいつも言われていたことは、「やればできるのに、もったいない」ということでした。今となっては、「計画的に勉強をする」ということも能力の一つだと理解できました。ただし、自分にはその能力が欠けているかも知れないと思っていますが…。

養護教諭の道を知り、突然の方向転換

その後も教師への憧れは持ち続け、大学は教育学部を志望しました。ところがある日、教師をしているおじから「養護教諭」という道があることを知らされ、そこから急に方向転換をすることになります。小・中学校の「保健室の先生」の印象がよかったこともありますし、教科指導や評価を行わず、生徒と直にコミュニケーションができる養護教諭は、より自分に向いている気がしたのです。

急遽、その養成校を志望校に入れて無事合格を果たすと、もう自分の心は決まりました。迷わず養成校に入学し、2年の養成期間を経て、公立中学校の養護教諭として就任したのが約20年前のことです。

処理能力以上の仕事を抱えて、アップアップ

就任初日から保健室には私一人。不安で一杯でしたが、教育委員会の指導主事から、「困ったことがあったらすぐに電話して」と言われていたので、最初の頃は、しょっちゅう電話をしていました。

しばらく経って職場に慣れてくると、養護教諭の仕事のうち、自分の苦手なことと得意なことが、はっきりしてきました。

得意なことは、臨機応変が利くこと、土壇場に強いことです。保健室にいると、毎日何が起こるか予想がつきません。私は計画性がない反面、とっさの判断が得意で、何かが起こったその時々でベストの方法を考え、対応できる自信があります。

また、コミュニケーションも得意分野で、教職員や児童との関係は良好です。ただそれも、失敗の多い私をなぜか「よくがんばっている」と好意的に見てくれる人がいて、困った時には必ず助っ人が現れるという幸せに恵まれているからだと思っています。

その一方で、苦手なのは整理整頓や事務仕事です。特に書類整理が苦手なので、

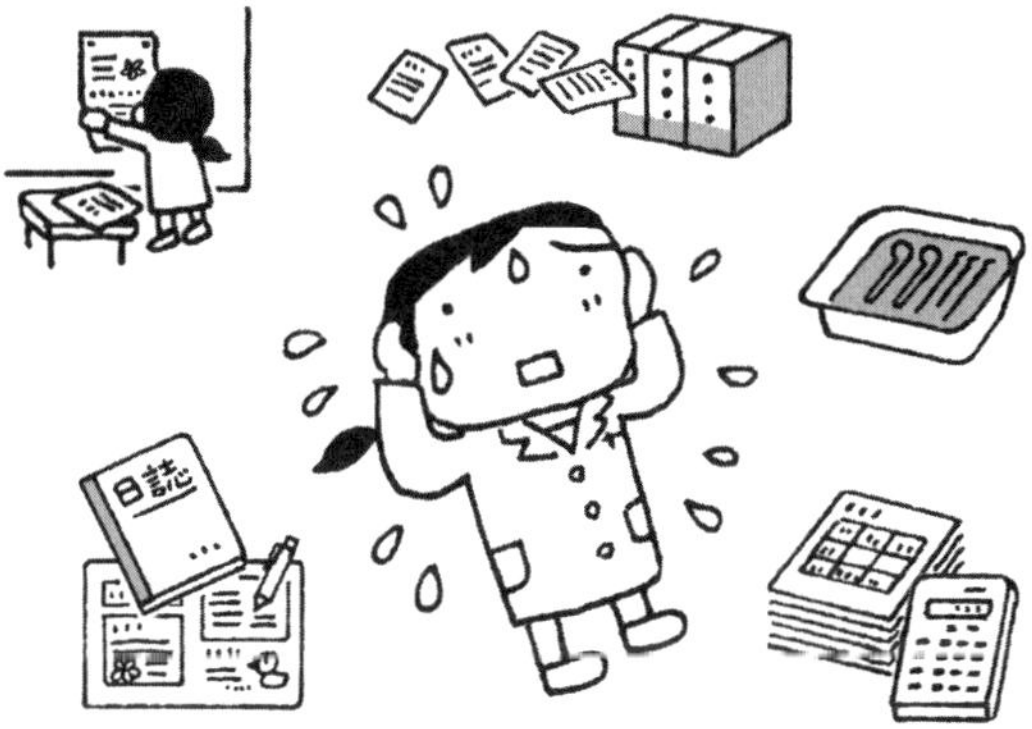

しょっちゅう探し物をしているし、提出書類は期限ぎりぎりにならないと取りかかれません。

また、仕事内容を逆算してスケジューリングすることが苦手なので、「○○日の職員会議に、この件で報告を行うから、いつまでに資料を作っておかなくては…」という段取りをつけることが難しいのです。

保健室の業務は、日誌、健康診断の集計作業、歯科健診の器具の消毒、医療費の集計、保健だよりの原稿作成、掲示物の貼り替えなど、常に同時進行の仕事が山積みで、こうなると何を優先してよいのかもわからなくなり、パニックになってしまうのです。

そのくせ、決められたとおりにやることは嫌で、前任者が作った書類なども自分なりにどこか変えたくなってしまって、しなくてもいいのに作り直したりするものだから、仕事はどんどん増えていってしまいます。

さらに私は、養護教諭の研究サークルに入っていて、すでに自分の処理能力をオーバーする仕事量を抱えているにもかかわらず、そのサークルの活動で論文を書いたり、専門雑誌に掲載する原稿を書いたりしていました。頼まれると断れないタチで、実に無謀なことをしていたと思います。

2回目の受診でADHDと診断され

そんなギリギリの毎日を送りながらも、常に「何かおかしい」というモヤモヤを抱えていた私は、30代も半ば頃、サリ・ソルデン著『片付けられない女たち』という本に出合います。「どう考えても、私はこれだ！」と思い、ある精神科を受診しました。

しかしそこで言われたのは、「忙しすぎるんですよ」という言葉でした。そして「趣味や好きなことを楽しむ時間を取れるとよいのですが、どうしてもつらかったらこれをのんでみてください」と精神安定剤を処方されておしまいでした。忙しいのは確かでしたが、私の心のモヤモヤは全く解消されず、その後は通院する気にはなれませんでした。

しかしその数年後、メンタルヘルスに課題を抱えた同僚と関わったことをきっかけに、再度、自分にも目を向けるようになりました。それは学校現場に「特別支援教育」が浸透してきた時期とも重なり、自分自身にきちんと向き合おうと思ったのです。

そこで、以前とは別の精神科で検査を受けたところ「ＡＤＨＤ」と診断されたのが昨年のことでした。その時はショックというよりも、すっきりした気持ちのほうが大きかったと思います。その後すぐに、ＡＤＨＤの本やネットの情報を読み漁り、カウンセリングにも行きました。その中で、特性に合わせた対策も学びました。

例えば、スマホは大活用しています。スケジュール管理はもちろん、メモ機能に、心がけたいこと（「片付け！　物に感謝して捨てる」「仕事を小分けにして一つひとつこなす」「自分を楽にする選択に罪悪感は持たない」など）を入力し、時々見ては心を落ち着かせています。

中でも、診断を受けて何より一番大きかった変化は、「断ることができた」ということです。実は先日、市の重要なポストを打診されたのですが、〝今の自分にはできない〟と判断し、辞退しました。「元気に見えるかもしれませんが、学校の仕事と子育てで、一杯一杯。そのうえ、通院して薬をのんでいるんです」とお断りしたのです。

これは、少し前の自分には考えられないことでした。人並みに野心もあるし、「キャリアアップにもつながる！」と思い、以前の自分なら躊躇《ちゅうちょ》せず引き受けたと思うのです。しかし今まで何度も、「無理に引き受けた後から自分を追い詰めるという経験をくり返してきたじゃないか」と自分に言い聞かせ、はっきり断ることができました。これは私にとって、とても大きな進歩です。

周囲の温かいサポートを得て

診断を受けた後、家族以外、ごく近しい人にしかそのことを話していませんが、話を打ち明けた人はどなたも、とても温かい反応でした。

校長に話すと遅刻の多い私に「とにかく、運転には気をつけて。遅れてもよいから細心の注意を払ってください」と言われました。本来なら、「遅れないよう、余裕を持って出るように」と言うところだと思うのに、本当に感謝の気持ちで一杯になりました。

また、通級指導の先生には、検査結果も見てもらいました。それを見てまずおっしゃったのが、「こういう特性がありながら、今までよくがんばってきたね」という言葉。そして、「この値が低いということは、こういう部分でつらいでしょう」と、専門的な視点でのアドバイスをいただくこともできました。

一方、夫は話した当初、すぐに受け入れられなかったのか、少しギスギスした時期もありました。でも、最近は少しずつ理解してくれているようで、「なんでできないんだ」とは言わなくなりました。家事や育児にはとても協力的で、私が仕事で遅くなると、「御飯できました！」というメールが入っていたりして、本当に助かっています。

こうして振り返ると、私はつくづく、人に恵まれているなと思います。仕事でも、プライベートでも「うっかり」が多く、できることの処理能力も小さい。そのためいろいろなところで迷惑をかけては、助けられています。

そんな時、私が気をつけているのは、感謝の気持ちを伝えること。助けてもらった時には、「やってもらって助かります」「いつも私ばかりお世話になって申し訳ないです」などと言うように心がけています。それは心底思っているので、自然に出てしまうのですが。

今でも、整理整頓は苦手で、職場の机には作りかけの書類を広げたままという状態ですが、こうして人間関係に恵まれたお陰で、バタバタしながらも、なんとか楽しくやっています。今後は養護教諭という立場を生かして、もっと特別支援教育に力を注いでいきたいと思っています。というのも、自分が診断を受けてから、改めて生徒たちを見ると、一人ひとりの特性に合わせた指導というのが大切だと痛感したからです。当事者だからわかること、できることというのは、いっぱいあると思うので、少しずつでもやっていければと思います。

臨床心理士からのアドバイス

一人でできると過信しない、即決しない

頼まれたら嫌と言えないFさんが、〝断ること〟ができた。これは、とても重要な進歩です。

〝衝動性が高い〟という特性があると、先のことや他の仕事のやりくりなどをじっくり考えず、頼まれたらすぐに「やります」と答えがちです。実際自分では「できる」と思っているのですが、その気持ちと現実には大きなギャップがあることも多いのです。それが時間の見積もりの甘さです。3時間くらいでできると簡単に仕事を受けて、実際には10時間かかり、おまけに明日締め切りの重要書類の作成提出を忘れて徹夜するはめに…などということもあるのです。

例えば最初の見積もりを〝3時間〟としたら実際はその1.5倍から2倍、つまり〝4、5時間〜6時間はかかる〟と思って余裕を持ちましょう。また自分で

は「明日までにはできる」と思っても、先方には「あさってまでにやる」と、少し余裕を持って伝えることも大切です。遅れて信頼を失うより、遅めに設定して早めに完成させたほうが、あなたの評価もよくなるでしょう。このような対策がけっこう重要になってくるのです。

物事や作業の見積もりが正確でないのは時間だけではありません。集中力が続かなくてできなかったということもあります。自分で期限までに終わらせることが苦手だと思っている場合は「できる」と即答せず、慎重に判断しましょう。また、一人でやると言い切らずに人に文章をチェックしてもらうとか、商談で同席をお願いするとか、他の人との役割分担を考えることも大切です。

臨機応変が利き、土壇場に強いのがＡＤＨＤの長所

Ｆさんがご自分の長所として挙げていますが、臨機応変が利き、土壇場に強いのが、ＡＤＨＤの強みです。

ＡＤＨＤがあると毎日毎日ミスの連続。でも考え方を変えると、ミスのたびに問題解決のスキルを高める練習しているとも言えます。例えば、何か催し物の準備などでで「○○がない！」とみんなが騒いでいる時に、代用品を考えたり、即座にコンビニで調達したり、というように、〝トラブルシューティングの達人〟を目指してみるのもよいでしょう。自分の「苦手」を知って対策を練ると同時に、「得意」を最大限に活かすことを考えてみるのです。「あの人がいてくれると想定外のトラブルの解決をしてくれて安心だね」と、職場の信頼を得ることができたらよいですね。

精神科で受診しても診断がつかないこともある

このように、「自分の特性を理解し、それに合わせた対応を考えられるように変わったのは、診断されたことがきっかけになった」という人も多くいます。

Ｆさんの場合は、自分で気づいて受診をしていますが、１回目は明確な診断はつきませんでした。少し前までは、成人が発達障害の診断をされるケースとして、児童精神科医が子どもを診断している時に、その家族である親がいっしょに診断を受けるということがほとんどでした。精神科医の中には成人の発達障害について詳しくない人もいますから「自分は発達障害かもしれない…」と思い、実際にそういう特性があったとしても、受診して診断がつかないということもあります。

大切なことは、ＡＤＨＤという診断名でなく、その特性があると認識すること。そして、自責の念に押しつぶされずに、対策を練ることです。

また、診断されたとしても周囲へのカミングアウトは慎重にしましょう。いきなり「私は発達障害です」と言っても、なかなか理解してもらえないことが多く、ＡＤＨＤという言葉を知っていても、正確に理解できていないこともよくあります。仕事の関係などで伝える必要がある場合でも、信頼関係の築けている人から始めるようにしましょう。

Ｆさんのような学校関係者には発達障害の研修が義務づけられているため、職場内での理解者も多く、ラッキーなケースかもしれません。今後は、広く一般の職場でも発達障害の知識が正確に広まることが望まれます。

自分にとってのキーパーソンからの理解が重要になる

発達障害という診断を受けた時、重要になるのがキーパーソン（あなたに影響を与える大切な人）の存在です。職場の上司や友人、恋人、配偶者、家族に理解してもらうことが何より心強いことでしょう。つらさを共感してもらったり、対策を話し合ったりするだけでもリラックスできるのではないでしょうか。発達障害に限らず、キーパーソンからの理解がないことが実は一番つらいのです。ミスしても存在を認めてくれるような「がんばったね」「できるだけのことはやったと思うよ」というキーパーソンの肯定的な言葉がけがとても大切です。

人生の選択肢　あなたならどちらを選びますか？

Fさん

余裕がないところへ、新たな仕事の依頼

仕事を受ける

−

- ストレスが多くなる。
- 仕事中心で休みが少なくなる。
- 体調が悪化する。

＋

- 自分の可能性が広がる。
- 相手に対してよい印象を与える。

仕事を断る

−

- 可能性を狭める。
- 収入が減ることがある。
- 信頼関係が希薄になることがある。

＋

- ストレスが減る。
- 時間に余裕ができる。
- 家庭との両立がしやすくなる。

⑦職場が合わないと感じ、転職をくり返すGさん（40代・男性）

●職歴…高校卒業後、障害者の作業所に就職するも1年後、都合により実家の会社に転職。5年勤めた後、経営コンサルタントのアルバイトを経て福祉職に復帰。数か所の施設勤務やアルバイトを経験した後、独立型福祉事務所を設立。フリーの社会福祉士として働く。

●自己分析…人と関わることが好き。衝動的で注意力散漫なところがあるが、アイデアは豊富。2年前、ADHDと診断される。

●悩み…自分では所属欲求が強いと思うが、組織内の人間関係ではうまくいかないことが多かった。10回以上の転職をくり返す中で、うつ病を患ったことも。独立して、組織に縛られるつらさはなくなったが、経済面には常に不安を抱えている。

暗黙のルールがわからなくて

もともと僕は教師志望でした。自分自身、決められたことを皆と同じようにしなくてはならないという学校生活がつらくて、同じように苦しんでいる子どもを助けたい、という思いがあったのです。でも、数学が特に苦手で、大学の教育課程に進むことはあきらめざるを得ませんでした。

それでも、子どもと関わりたいという思いは捨てきれず、選んだのが福祉の道です。ただ、社会福祉士の資格取得はとても難しいと言われていたし、希望する子どもの施設はほとんどが公立のため、公務員試験を受けなくてはなりません。迷った結果、まずは実践で学ぼう、と思い、障害者の通所施設（作業所）に就職しました。

ところが、そこでいきなり壁にぶち当たることになりました。実習生の段階から、「集団になじめない」という指摘を受けたのです。

どうやら僕は、今までの学生生活の中で、社会的スキルというものが身についていなかったようで、〝先輩より先に退勤しない〟といった暗黙のルールがわからなかったのです。だから、〝終業のチャイムが鳴ったら帰ってもよい〟と思っていたのです。

先輩方からしたら、そういった「非常識」な僕の行動が気に入らなかったのか、職員

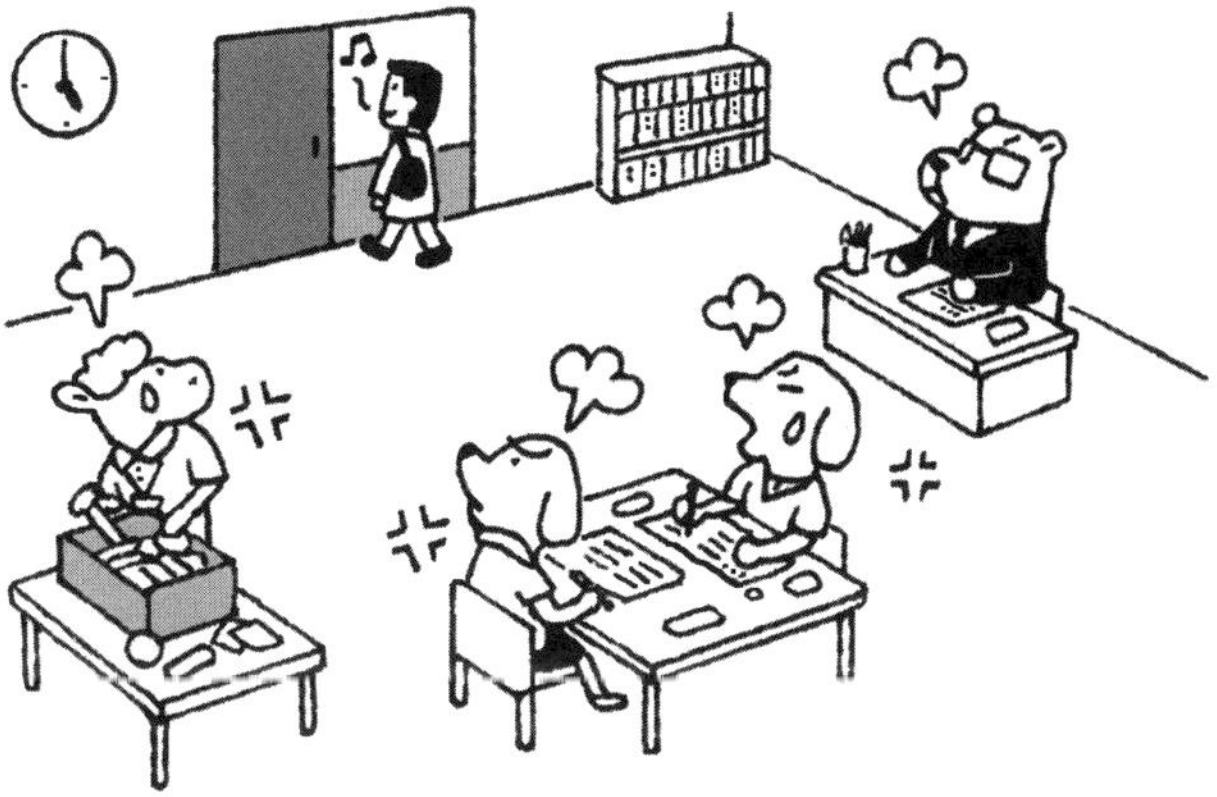

として就職した後も、なかなか受け入れてもらえませんでした。会議で僕が発言すると、「君は入ったばかりだからわからないだろ」と言われておしまいでした。

その一方で、利用者さんとはよい関係を持つことができました。知的障害のある人たちなので、なかなか会話することは難しいのですが、独り言や仕草などから、相手の思いを知る努力を続けた結果、気持ちが通じ合ったという実感があり、僕の手を握って「好き好き」と言ってくれた方もいました。

「コミュニケーションを取る事は不可能」と言われていた利用者さんとも信頼関係を築く

ことができ、先輩がびっくりするような場面もありましたが、その職場ではなかなか私のよさを活かすことが難しかったのを覚えています。

父の会社に入るも、最も苦手な仕事！

その職場で約1年が経とうという頃。父が体調を崩し、家業を手伝わなければならなくなり、やむを得ず辞職して父の会社に入りました。

ところが、配電盤の製造という自分には全く合わない仕事でした。何度教えられてもできない僕に父はイライラしてくるし、僕自身、自己評価は下がる一方。落ち込んだ時は、車を運転しながらワーッと大声を出してストレスを発散していました。

ただ当時、趣味のゲーム制作の仲間からは高評価を得ていました。ボードタイプのロールプレイングゲームですが、脚本を書いたり、企業のイベントに参加したり、〝仕事で下がった自己評価を趣味で取り戻す〟という感じで、なんとか持ちこたえていましたが、仕事のストレスは少しずつ蓄積されていき、5年ほど勤めた頃、会社がものすごく忙しい時期に、とうとう大爆発！　いきなり荷物をまとめて家出してしまったのです。

衝動的に飛び出した僕に行き場もなく、現状から逃げるように、知人の経営コンサルタントの事務所でアルバイトを始めました。ところがそこでの仕事も、自分のやりたいこととは程遠く、心身ともにボロボロになっていきました。

初めて肯定的に受け入れられた

そんな時、ふと目に入ったのが、ある福祉施設の看板でした。それを見た途端、ボロボロっと涙がこぼれてきました。「そうだ！　自分のやりたかったのはこれだ」と思った僕は、すぐに福祉関係の求人を探し、片っぱしから受けていきました。そしてある作業所に就職することができたのです。

最初に勤務した作業所で人間関係がうまくいかなかった経験があるので「今度はそんなことがないように」と強く思いました。とにかく何でもやろうと、特に他の職員の嫌がること（汚れ物の始末など）を率先してやるようにして、信頼を得る努力をしました。

やがてそんな僕を認めてくれる人が現れたのです。当時の主任さんですが、僕の発想を「おもしろい」と言ってくれて、仕事の後、毎日のようにお茶に誘ってくれるのです。そこで、今抱えている仕事の悩みや職場の話、障害者福祉のこれからなど、何時間も延々と話し続けました。そのうち、他の職員にも少しずつ認められるようになり、責任ある仕事も任されるようになってきたのです。

仕事の場で肯定的に評価されたのは初めてだったので、とてもうれしく、モチベーションもアップしました。そして、あきらめていた社会福祉士の資格取得に挑戦しようという気になったのです。仕事をしながらの勉強だったし、合格率も高くない。僕にとってはかなりの難関でしたが、苦手な数学がなかったことも幸いして、なんとか合格することができました。

転職をくり返すうちに、何かおかしいと思い始め…。

「これで人生、好転するかな」と思ったのですが、合格の喜びもつかの間、勤めていた施設の経営が傾き始め、大幅なリストラを敢行。僕もその対象になってしまいました。泣く泣く辞めることになったのですが、その頃から、ひどい不眠症に悩まされることになります。施設はほとんど休みなく働きながら、実家の仕事も少し手伝っており、加えて資格試験の勉強もあって、心身ともに限界がきていたんでしょう。退職後すぐに精神科を受診したところ、うつ病と診断されました。

それでも、福祉職に復帰したいという思いは持ち続け、うつの治療をしながら、介護ヘルパーの資格を取り、介護施設への就職も果たしました。しかし、そこからもなかなかうまくいきません。職場内の人間関係でストレスが溜まると、うつの症状も強く出て、体調を崩して辞めるということをくり返し、転職を重ねること10回にもなりました。「これは、うつ病以外にも何か原因があるはず。自分のことをきちんと知りたい」という思いから、医師に相談し、知能検査を受けたのです。そこでＡＤＨＤの診断を受けました。初めてＡＤＨＤの診断を受けた時、ショックと「自分を苦しめていたのはこいつの仕業だったのか」という奇妙な安心感のようなものがあったのを覚えています。

心に柔軟性が出てきて

その後は医師と相談しながら、精神状態を回復させることを最優先に、カウンセリングにも通いました。ＡＤＨＤの特性を知ったうえでの対処法を学び、少しずつ体と心が回復してきたのです。そうして改めて、これから自分はどうしたらよいのかということを考えてみました。

自分のやりたいことは、昔から変わらず福祉の仕事です。ただ、福祉といってもいろいろなスタイルがある。既存の施設に入るのではなく、独立した形で自分のやりたいことをやっていけないものか…。そう考えた結論が、今の独立型福祉事務所なのです。まだ認知度は低く、収入面ではなかなか厳しいですが、無理せず、自分の精神状態と相談しながらやっています。

独立以降、心身ともに落ち着いて働くことができていますが、考え方も少し柔軟になったような気がします。今まで、白か黒かはっきりしないと気が済まないところがあり、そこで頑なになってしまうので、組織では扱いづらい存在だったと思います。それが最近は、「時にはグレーもあり」と思えるようになってきたのです。

個人事務所はユーザーさんとの信頼関係が全てなので、自分の意見は横に置いて、相手の希望を聞き入れるということも必要になります。そんな時、「この程度なら妥協してもいいか」と思えることが多くなったのです。

今まで、転職をくり返してきたことをマイナスに思っていましたが、いろいろな職場でいろいろな人との関わりを経験してきたことが、自分の許容範囲を広げたのかなと思っています。

臨床心理士からのアドバイス

「やりたいこと」と「できること」にギャップがある場合も

転職をくり返す人の理由の一つに、「なかなか自分のやりたいことができない」「自分の力を生かせる場を求め続けてしまう」ということがあります。

中には根気よく職場探しをしているうちに、自分にぴったりの場を見つけられたという人もいますが、その一方で、いくら転職をくり返しても満足できない、という人もいます。

この場合、自分の能力を客観的に見る力、つまり3人称の視点を確認する必要があるかもしれません。

「やりたいこと」と「できること」にギャップがある場合、やりたい仕事を見つけるのは難しくなります。そんな時、もう一人の自分が、「自分の能力」「できることとできないこと」「得意なこと苦手なこと」を客観的な視点から見て判断することが転職をくり返さないためのポイントとなるのです。

ただ、どうしても自己分析が苦手だと、3人称の視点は持ちにくくなります。その場合は、他の人の意見を聞いてみましょう。自分の苦手なことを他人から指摘されるのは、誰でもよい気分はしません。しかしそれは、客観的な〝他者視点〟を理解する重要なトレーニングにもなります。

その時の相手の評価は必ずしも正しくないかもしれませんが、もしかすると正しいかもしれません。まずは、「自己評価と他者評価が違う」という事実に注目し、そのずれはどこから来るのか、冷静に確認することが大切です。アドバイスをありがたいと思うか、批判されたと思うか、この感じ方がその人の人生の質（QOL）にも大きく影響します。

「努力すれば何でもできる！」ということは、コーチング講座などでよく言われる言葉です。しかしそれは本当に自分にできることなのか、不要な負荷をかけるだけではないかということをチェックする時にも〝メタ認知力〟が必要です。適性が職種にあっているかの判断（ジョブマッチング）は、自分の能力をしっかり正確に把握できていることが基本になります。「やりたいこと」が「できること」にはならない場合も多いので、まずは、ボランティアなどで試してみるとよいでしょう。

何かをくり返す、それはイエローカード

もう一つの対策として、自分の心身を見つめ、医療やカウンセリングの専門家の診察を受けたり、相談したりすることも考えましょう。

転職をくり返したり、胃腸炎や頭痛などの病気がなかなか改善しないような時は一人でがんばらずにSOSを出すことを考えてください。何かの危険信号という可能性もあります。

はっきりしない症状が続く場合などは医療機関に行く決断がしにくいかもしれませんが、そのまま我慢していたり、ただがんばるだけでは状況は改善されません。カウンセラーに相談するのも一つの選択肢ですが、自分で「もしかすると発達障害のパステルゾーンなのかもしれない」と感じるような場合は、発達障害の専門家に相談することが大切です。

それでも医師によって、違う診断名がつけられるというのはよくあることです。例えば、ADHDとASDの特徴はオーバーラップしていることが多

く、ＡＤＨＤと診断されていても、ＡＳＤの特徴があるという場合もあります。大切なのは診断名でなく、自分を正確に把握して対策を練ることです。自分の理解を正確にするためにセカンドオピニオンを取るという考え方も必要になるケースもあります。

人が嫌がる仕事を進んでやる

Ｇさんが経験を通して獲得した「人の嫌がる仕事を進んでやる」ということは、最高のソーシャルスキルです。よく「一肌ぬぐ」という表現を使いますが、誰かが困っている時に、自分のできることを進んでやることは、信頼関係を築くことにつながります。

さらに、失敗が多い人生を送っていると、他人から「ありがとう」と言われる体験を進んでやることは、自信喪失を回復させる一つのきっかけになります。

ただ、いくら人の嫌がる仕事を進んで引き受けても、感謝の言葉も評価もないという職場があるかもしれません。そういうケースもあると想定して、周りに対する「感謝」の期待値を下げておくこともストレスを減らす一つの方法です。

柔軟性が身につくと人生の質（QOL）が高まる

最後にGさんが触れていた「グレーもあり」という認識ですが、これは社会人として生きていくためには、けっこう重要なスキルです。

「どんなことでも白黒はっきりさせることが大切だ」という価値観を持っていると、組織では対人関係のトラブルが多くなります。いろいろな考え方があり、本音と建前があり、意図的にファジーにしておくことが、良好な人間関係を継続するために効果的ということもあるのです。

対人関係の構築で重要なのは、「相手の気持ち・意図・大切にしている価値観」を理解し、「自分の気持ち・意図・大切にしている価値観」の優先順位を下げることができるかということです。これこそが「柔軟性」です。最終的に相手を優先したほうが、結局は自分にとってよいことだと、将来を考えて今の判断をすることができるようになると、かなり人生が変わってきます。

例えば、お客さんの話をしっかり聞いて、まず共感してみようと努めること。「お客さんの言うことは自分の価値観とは違うけれども、ここで否定して自分の価値観を主張して相手の気分を害したら、注文が取れなくなるかもしれない」と考えて自己主張を控える。こういったスキルも大切なのです。

自分なりにどんなスキルがあればスムーズにいくかを試行錯誤したり、対人関係のスキルが高い人をモデルとして会話のパターンを暗記することも上手な方法と言えるでしょう。このように一つのトラブルに対して、

①相手の視点で考えること
②「将来」の自分や状況を想像して「今」の判断、行動をすることが大切

であり、「メタ認知力」が働かないと①、②の視点が持てないのです。

人生の選択肢　あなたならどちらを選びますか？

Gさん

職場が合わない

会社勤務

－

- 社内の対人関係のストレス。
- やりたいことができない。

＋

- 失敗しても安定した収入が基本的に入る。
- チームで仕事ができ、責任が分散される。

自営

－

- 全て自己責任。
- 一人でやることが多くなる。
- 経済的に不安定。

＋

- 自分で自由にやることができる。
- 成功したら報酬が増える。

第4章

ストレスを溜めずに働き続けるヒントQ&A

仕事のストレス――1人称の視点に加え、2人称・3人称の視点を持つ

「職場の理解」が助けになることも

日々働いていると、さまざまな疑問や悩みが出てくることもあるでしょう。この章では、そんな「職場」や「仕事」に関する疑問や悩みについて、Q&A形式で具体的にお答えします。

第2章で「1人称・2人称・3人称の視点」について紹介し、自分の意識の持ち方や視点の転換の仕方だけでなく「他者の視点」や「自分と他者との関係」を客観的に考えることの重要性について解説しました。

仕事は、どんな形であれ、職場内や顧客との共同作業の中で結果を出すことが求められるために、2人称・3人称の視点で「仕事や職場」を理解することが不可欠となるのです。仕事の場面で2人称・3人称の視点となるのは「上司や顧客の思いや希望」

「職場が働く人に対して求めていること」「職場ってこういうもの、社会人はこうあるべきといったルールや文化」「一般的に〝常識〟とされやすい視点」となる場合が多いでしょう。それらは「暗黙の了解」だったり、「あえて説明されない基本的なこと」とされがちですが、自分も周囲も気持ちよく働いていくために知っておきたい要素が詰まっています。

1人称の視点で「自分の意識や視点」をとらえると同時に、「自分の視点」と「職場側の視点」との間に生じるズレが、日々のストレスを生んでいる根本の原因ではないかと考えることも、仕事を継続するために大切なポイントになります。

このQ＆Aでは、主にそういった内容に焦点を当てて解説します。あなたが楽しく働き続けるためのヒントになれば、また周囲の人や支援者が「こういう点で困っていたんだな」「こんな風に説明すれば、伝わるかもしれない」とサポートをするためのヒントにしてもらえたらと思います。

●職選び編

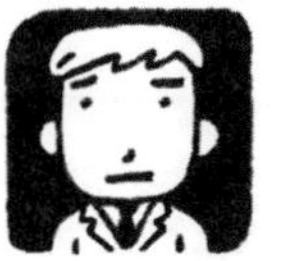

Q1 私は自動車が好きで、自動車メーカーに就職したのですが、実際の仕事は事務やクレーム対応で、がっかりしています。転職した方がいいでしょうか。

A 自分の特技や興味・関心のあること、好きなことを職業にできたらどんなに幸せだろうと感じる人は多いと思います。しかし現実は厳しく、初めから好きなことだけをしてお金をもらうのは難しいのです。したがってまず、「自分が好きなことと、それに関わる業務は必ずしも一致しないこともある」と認識する必要があります。

また、そもそもの前提として、「仕事は人や社会のためにあなたが何かをして、お給料を得ること」だということも、肝に銘じておく必要があります。

例えば、あなたはコーヒーがとても好きで、有名なコーヒーチェーン店に就職したとしても、実際の職場に行けば、コーヒーとは無関係の接客や清掃、レジ打ちなどさまざまな仕事をこなすことが求められます。

仕事を探す際に「自分の好きなこと」から興味の持てる職場を探していくことは大事です。しかし同時に、組織の一員として働く場合、「好きなこと」と「仕事」とは切り離して考える必要があり、「仕事にはさまざまな側面がある、時には嫌な仕事もしなければならない」ということを想定しておいた方がよいでしょう。「嫌いなことをやることも仕事」。この意識がないと、たとえ転職をしても同じことをくり返すでしょう。

「自分のイメージと違う」と、就職してからギャップを知るという事態を避けるためにも、ある職種・会社を希望する時、実際の具体的な業務内容やその仕事をこなすために必要となる業務の内容を調べたり、その仕事についてよく知っている人に確認しておくとよいでしょう。「好きなこと」や「やりたいこと」も大事ですが、より意識しておきたいのは、「〝自分が得意なこと〟〝できること〟こそが強みになる」ということです。

「好きなこと」を仕事に求める前に、「あなたは何ができるのか」「何が得意なのか」

「あなたのどんな部分が会社で役立てるのか」ということこそが、職場で求められているのです。

ただ「車が好き」というだけではなく、具体的に車に関することをなんでも覚えられる「記憶力」や、とことん調べる「意欲・集中力」があるというようなアピールができると、会社側も、その能力を生かすために配属を考え直してくれるかもしれません。

まずは、自分の得意なことを探してみましょう。

●自分のよいところはどんなところ？

●自分が人よりもうまくできることはどんなこと？

得意なことは簡単にできるので、自分で気がつかないこともあります。自分で思いつかなければ、「よく人からこんなことを言われる」ということでもよいですし、身近な人に聞いてみてもよいでしょう。

Q2 私も家族も、名の通った大企業に就職した方がいいと考えていますが、なかなか採用されません…。

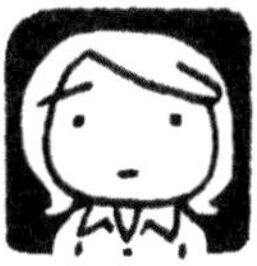

A 職場を選ぶ時にまず大切なのは、「自分の得意分野や特性で検討し、判断する」ということです。人気の企業ランキングなどがよく話題になりますが、そのランキングの順位や、人のうわさや価値観などに左右されて就職を決めるのはとても危険です。

そもそも企業ランキングなどは、流行や経済状況、社会の風潮によってコロコロと変わるもので、自分の将来を決めるための根拠として考えるには非常に不安定なものです。

今は「名の通った企業」でも、明日どうなるかなどわからない時代です。また、中小企業やベンチャー企業は「将来性が不安」「仕事の内容規模が小さそう」「なんとなく社会的信頼度が低い」といったイメージを持たれることもありますが、規模が小さい分、社内の雰囲気がアットホームで大事にしてもらえたり、小回りが利くため、時代のニーズに合った仕事を創り出すスピードも速かったり、新しい考え方を取り入れやすく古い慣習にとらわれない職場環境、個人のペースを尊重した社風が期待できる所もあります。

世間体やテレビのコマーシャル、根拠のない企業イメージに惑わされず、さまざまな選択肢に目を向け、視野を広げてみましょう。そして、「自分の価値観や特性」を根拠に就職先を検討し、判断することを大事に考えてみて下さい。

そのためにも自分が大切にしている考え方や理念、何が得意で何が苦手か、どんな性格かを、しっかり見極めましょう。

また、正社員にこだわることなく、賃金が低くても自由度が高い派遣社員やアルバイトが合っている場合もありますし、フリーランスで自分の得意なことを生かして仕事をしている人もいます。選択肢を最初から狭めないことも大切です。

●仕事の内容編

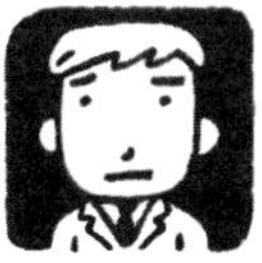

Q3 私は企画の仕事を希望して就職したのに、営業に配属になりました。面接でもちゃんと希望を伝えていたのに、納得がいきません。

A 具体的な仕事のイメージと希望を持って就職したのに、配属が違うとがっかりしてしまいますね。しかし、それもよくあることです。会社などの「組織」においては、一個人の希望の前に、職場の事情や状況、意図や計画がまず優先されるということを、認識しておく必要があります。

また、社員育成制度の一環として、最初に社内のいろいろな部署を経験してほしいという意図で配属された場合もありますし、「人手が足りないから、こっちに行ってほしい」という事情もあります。もしかしたら、あなたが「やりたい」と思っていることと、会社が考えるあなたの「適性」が同じではない可能性もあります。いずれにしても会社などでは「希望と違う配置」が起こるということも想定しておいたほうがよいでしょう。

ただし、全く個人の意思を尊重することもなく配置転換をくり返したり、不本意な配置に対してずっと一方的に我慢を強いられることは望ましくありません。そのような場合は、上司に相談したほうがよいでしょう。

けれども、そこで感情的になったり、一方的な思いばかりをぶつけてしまうと、なかなか話し合いは進みません。64ページの「ヒント3」で紹介したとおり、怒りのコントロールを心がけ、「2人称・3人称の視点」を持って話し合いましょう。

例えば、対人関係がどうしても苦痛なのに営業職に配属された結果、ミスも多く出てしまい、技術職や内勤のほうが会社にとってもプラスになると確信して具体的な話ができるようなら、上司に相談してみるのも一つの方法です。

実際に、コンピューター関係の仕事で、プログラムを作っていた時は問題がなかったのに、営業職に異動してからうつになって休職したという人のケースもあります。後から、対人関係が苦手なアスペルガー症候群と診断され、復職と同時に医師に診断書もつけて人事に相談した結果、元のプログラム作成だけの職場に戻してもらってうまくいったのです。

いずれにしても上司や会社と相談する時は、「最初と話が違う、契約違反だ！」と最初から攻撃的に臨むのでなく、友好的な態度で臨んだ方が、あなたのことをよく理解して、「できるだけ希望を叶えてあげたい」という気持ちを生み出しやすいのではないでしょうか。

就職を希望する会社には、どのようなキャリアアッププランや社員の育成制度があるかを調べておくと、今後の見通しを持つことができるでしょう。例えば、ある飲食流通会社のキャリアアッププランでは、次のような段階を経験させている例があります。

①まずは店舗でスタッフとして働く。

↓

②その後、店長に昇格し、社員指導にあたる。

↓

③地域を統括するマネージャーに昇格し、地域全体の計画を立て、指導に回る。

↓

④本社に戻り、管理部で事業の企画や計画などの業務に就く。

このように、会社によっては何年かキャリアを積んだら地位がステップアップしたり、異動があったり、後輩指導を任されるようになったり、資格を取ったり勉強したりする機会が与えられるなどの社員の育成システムを持っているところがあります。

あるいは、「商品企画をする仕事に就きたい」と思っていても、まずは販売現場を知ること。お客様に接すること。そして企画した商品をお客様に届けるためのスタッフワークを学ぶために後輩を育てる経験を積むことが求められるなど、自分が思ってもいなかった業務を経たうえでやっと企画を任せるという会社の意図が示される場合もあるでしょう。

こういうようなことを理解したり把握して、「各ステップで自分にはどういう業務・役割が求められるのか」を考えたり、「1年後の自分、3年後の自分、5年後の自分はどうなっていたいか」をイメージしたりすると、自分の「つもり」と職場の「つもり」のギャップを埋めることが可能にもなってくると思います。

そうすれば、自信がない部分については、前もって相談することもできます。企業によっては、社員採用のホームページなどにプランが示されていることもありますし、OB・OG訪問などの機会があれば具体的な話を聞いてみるのも参考になるでしょう。

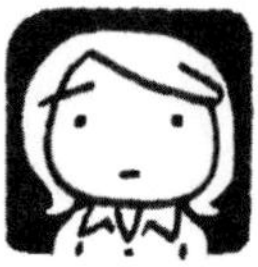

Q4 仕事が早く終わり、やることがなく手持ちぶさたな時、何をしたらよいのかわかりません。

A 働いていれば、自分の担当の仕事が終わって暇をもてあますということもありますね。けれども、仕事というのは「自分に指示されたものだけが仕事」というわけではありません。何かやることがないか探してみると、いくらでも広がるものです。例えば、職場を掃除したり、自分の仕事に関係する調べ物をしたり、溜まっていた書類の処理を行うなど、自分にできることを探してみましょう。

ただし、ゴミだと思って捨てたものが重要な書類で、後で怒られたというようなことのないように、まずは、「仕事が終わったので、他に何かすることはありますか？」と、周りの人や上司に確認するとよいでしょう。例えば、同じプロジェクトチームの人の負担が大きくて大変そうだという時は、その人に「何かできることはありませんか？」と、直接聞いてみるのもよいでしょう。

仕事というのは基本的にチームワークなので、周囲がフォローやヘルプをする必要が出てきます。そうやってフォローしたりフォローされたりという「ギブアンドテイク」の関係を職場で築いていくと、あなたが困った時にも周囲は気持ちよくサポートをしてくれるはずです。

ただ、自分でその時々の相手の状況などを雰囲気から察するのが難しいというような場合は、プロジェクトが始まる時に、「自分は気がきかないタイプなので、何かすべきことがあったら具体的に言っていただけるとありがたいです」と先に言っておくとよいですね。

花の水やり、コーヒーサーバーの手入れやコーヒー作り、雑然としてきた時の整理整頓、荷物の受け取りなど、こういった仕事は「誰か気づいた人がやる」「そのセクションで若い人がやる」という漠然とした認識がされていることがあります。

その職場で一番若い、または新人である場合は、暗黙のルールとして「それらも自分に課されている仕事」という意識があると好感度が上がります。

一般に「気が利く」と言われるタイプの人は、そういうことをさりげなくやっていますので、モデルにするとよいですね。特に、歓送迎会など飲み会の時などは、ルールのない雑用もたくさん出てきます。上司にお酒を注ぎ、料理を小皿に取って渡すなど、タイミングもあるので、上手な人を観察して、同じようにやってみてはどうでしょうか。

ただし、仕事のやり方については、その職場ならではのルールがありますので、どうすればよいかよくわからなかったり、不安な時は、その仕事をやっている人や先輩に聞くとよいでしょう。人を助けることに一生懸命になりすぎて、肝心の自分の仕事がおろそかになってしまっては本末転倒ですので、注意しましょう。

また、何をしてよいか全くわからない人もいるでしょう。その場合は「気が利くタイプではないので、やるべきことがあったら、ダイレクトに言ってください」と伝えておくのもよいかも知れません。

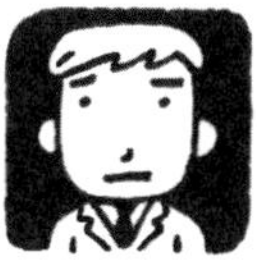

Q5 自分ではしっかりやっているつもりでも、よく上司に「報・連・相」が足りないと言われます。どうしたらよいでしょうか？

A 仕事に慣れてくると、自己解釈で自分なりに対応しようとしてしまったり、うっかり忘れてしまうこともあるでしょう。自分の特性や傾向がどういうタイプなのかを理解して、対策を練ってみてください。トラブルを未然に防ぐことにつながります。

今の仕事の進み具合や状況を「**報告**」すること。遅刻する、欠席する時や情報の共有が必要な時には「**連絡**」すること。そして、わからないことや迷うことがあったら上司に「**相談**」すること。この三つは、肝に銘じておけばトラブルはかなり防げます。

ついつい忘れてしまう時には、デスクなど必ず目に入る場所に紙に書いて貼ったり、PCなどに入力してリマインドできるように工夫します。

会社でのトラブルやストレスの大半は、勘ちがいや思い込み、情報の共有不足によるものです。まず、仕事の基本「報・連・相」を意識します。

そして、情報を正確に共有するためには、「2人称・3人称の視点」も重要です。つまり、相手にわかるように説明することや相手の話の内容をよく理解するためには、自分はもちろん、相手のコミュニケーションの特性や思考のクセを理解する必要があることを知っておいてください。

例えば、自分や相手が言葉を表面的に受け取っていないか、あるいは、話の内容に同意しているかそうでないかなどは、言葉には現れない非言語のメッセージ（返事をしない、あいづちを打たないなど）で伝えられることもあります。また、省略された内容や暗黙のルールはしっかり共有されているかなどのチェックが必要になる場合も出てきます。

多くの場合、「報告」「連絡」は、2時間程度の話し合いの内容を5分くらいで、A4用紙に1枚程度にというように、「要約」をすることになります。そのため、何が重要か、削除してもよいところはどこなのかの見極めがずれると、よい「報告」「連絡」にはなりません。

さらに、報告や連絡をする内容の重要度や優先度の理解がまちがっていると、自分では必要がないと思って報告や連絡をしなかったことでトラブルになる場合もあるでしょう。そのため、必要に応じて「報告」や「連絡」のルールやフォーマットを作成しておくとよいですね。

また、メールを出す時には、書き終えて送信する前に、送信相手の立場「2人称の視点」で読み直し、勘ちがいされそうな点や相手がわからないかもしれないという目で確認して、気になる点を見つけた場合は、修正しておきます。

「相談」については、相談内容に詳しい人を探して、相手が忙しくない時に話をすることが基本です。もし、誰にいつ相談してよいかわからない時は、そのままにしないで、「誰にいつ相談すべきか」から相談してみましょう。

「報告」「連絡」「相談」はすべて、タイミングも重要です。

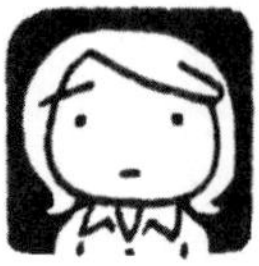

Q6 後輩が入ってきて指導を頼まれ、対人関係が苦手な私は戸惑っています…。

A キャリアを積んでいくと、ベテランという見方をされるようになり、後輩も増え、「後輩指導」もあなたの仕事の一つとして任されることがあります。ただし、人とのコミュニケーションが苦手だったり、一人で仕事に打ち込む環境でなければ集中できないという人は、後輩の指導が苦痛でストレスを感じることもあるでしょう。

誰かに何かを教えるということは難しいことですが、自分の勉強にもなります。この時も2人称の視点が重要になります。相手にどう説明したらわかりやすいか、説明が相手に理解されているかを考えながら教えることが大切です。初めてで緊張するようであれば家族や親しい職場の人にリハーサルさせてもらうと少し安心するかもしれません。

教え方にもいろいろあり、直接口頭で説明するだけではなく、マニュアルを作成する方法もあります。「話すのが苦手でもマニュアル作成は得意」という場合は、視覚的な文書を作って指導するのもよいでしょう。また、後輩の指導が上手な人の言動をよく観察してまねをしてみるというモデリングもよい方法です。自分を指導してくれた先輩になりきって、同じようにやってみると、コツがつかめるかもしれません。

実際に、自分が後輩という立場で仕事している時にはあまり問題がなかったのに、後輩の面倒も見なくてはならなくなってから、仕事でトラブルが増えたり、調子が悪くなってしまったという人もいます。自分の業務に支障が出るほど後輩の指導に手間取る、ストレスを感じる、という場合は、上司や先輩に相談してみましょう。

このような時には、基本的な説明が苦手、臨機応変に応えるのが苦手など、どこが苦手なのかが具体的に話せると、それに対する的確なアドバイスをもらえるかもしれません。後輩の指導については上司や先輩と行うなど、一人で最初からやらないで、よい状態からスタートさせてもらうことも可能かどうかを相談してみるのも一つの方法です。

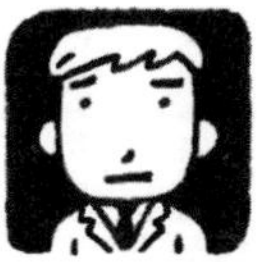

Q7 職場の人に助けを求めたいと思っても、どのように頼んだらよいのかわかりません。

A 周囲の人達も自分の業務で忙しいため、協力を求めるには、そのタイミングや伝え方が重要になります。

まず相手に余裕がない時、忙しそうで表情が硬い時は避けた方がよいでしょう。緊急時や締め切りが近い時は、「後にして」と言われますので、その時は「失礼しました」と謝り、笑顔の時や雑談をしている時などにお願いするようにしましょう。

上司に「ちょっと待って」と言われて、ずっとそばで立って待っており、「そんなとこに立ってるな、今忙しいんだぞ！」と怒鳴られる、それで逆ギレという場合もあるかもしれません。タイミングをまちがえると、話しかけただけでも怒らせてしまうということも、想定しておきましょう。

また人に教えてもらう時は「学ばせてください」という謙虚さ、学ぼうという意欲があることが前提です。「何をお願いするのか」に加え、「なんのために、そのお願いをするのか」といった、協力をお願いする目的を、明確に伝えられるとよいでしょう。

例えば、「私は、相手の表情を読むことが苦手で、怒られていても、そのように自覚できないことがあります。もし私が気づいてなさそうだと感じたら、そう教えていただけますでしょうか」とお願いして、「社内の人だけでなく、社外の人やお客様にまで不愉快な思いをさせてしまうことは避けたいと思っています。少しでも職場で役立てる一員になっていきたいと思っていますし、指摘していただくことで私自身少しずつ学んでいきたいと思っていますので、どうぞよろしくお願いいたします」というように、そのお願いが業務の向上のためにあること、学びたいという意欲があることを伝えます。

しかし、このように丁寧に、誠意を持って周囲の人にお願いをしたからと言って、いつでも協力をしてくれるとは限らないことも想定しておきましょう。職場の人は、親や先生ではありません。皆、自分の仕事があり、忙しく働いています。いつも、みんなが自分のために気を配ってくれるわけではないというのが職場の厳しさでもあります。「忙しい中、お願いをしている」という感謝の気持ちを、決して忘れないでいてください。

これは質問する時も同じです。まず、質問の内容に詳しい人を選び、相手に都合がよいタイミングを見極める必要があります。あまりしつこくいろいろ聞きすぎて、関係が悪くなることもありますから、「わからないことは、なんでも、いつでも聞いて」と言われてもすぐに聞かず、自分で調べられることは事前に調べたり、タイミングを考えて質問します。

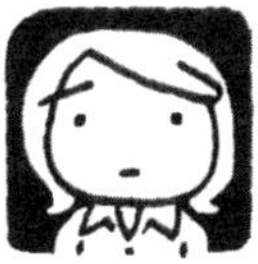

Q8 今の仕事に楽しみが見い出せません…。

A 働き続けるためには、「その仕事に楽しみを見い出せるかどうか」が大きなポイントになります。実は、自分に与えられた仕事が「楽しい」と思えるかどうかは、あなたの気の持ちようによるところも大きいのです。

仕事が楽しいものかどうかは、その職場の理解や雰囲気によるところもありますが、「あなたがどこまでチャレンジ・工夫できるか」ということも大きく関係します。これは、与えられた仕事が自分のイメージと違ったもの、ギャップが大きいものであるほど、挑戦しがいのあるテーマです。

例えば、ある建設会社に就職した新入社員が、「まずは、次の建設予定地の草むしりをしなさい」と命じられました。その社員は、建設会社に就職してまさか草むしりをすることになろうとは思ってもみなかったので、がっくりきてしまいました。

しかし、最初は命じられるままにしぶしぶやっていた草むしりですが、ひたすら草をむしりながら、「ここに新居を建て住むことを楽しみにしている家族がこの土地を下見に来た時、草ぼうぼうの荒れ地であるよりも、きれいになっているとうれしいだろうな、これも大切な仕事の一つなんだ…」と「草むしり」に意義を見い出してしっかり取り組んだそうです。

このように2人称・3人称の視点を持つと、自分にとってモチベーションが下がってしまうような仕事も、意義を感じられるようになるとずいぶん変わってきます。

視点を転換するのが苦手な人もいて、どうしても楽しいと思えないことだってありま す。その時には決して自分を責めないでください。無理をしてストレスが重なり、心身が不調になってしまうようであれば、我慢し続けるのではなく、必ず周囲の人に相談をしてください。

また、「仕事は収入のため」と割り切ることも場合によっては大切です。「つまらなくて大変な仕事だけど、それで得た収入で自分の趣味の時間を充実させよう」と考えることも、悪いことではありません。

そしてもう一つ、職場で働き続けるために意識しておくとよいことは、「社会には、自分の思いどおりにいかないこともある」ということです。79ページの「空・雨・傘のフォーマット」を活用し、不測の事態を想定内にすると、何かが生じた時のパニックが抑えられたり、対応を冷静に考えたりできる場合があります。

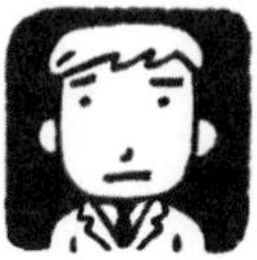

Q9 職場で怒られてばかりで、すっかり自信をなくしてしまいました。どのように気持ちを立て直したらよいでしょうか。

A 仕事でうまくいかないことが続くと、失敗した自分、うまくいかない自分、評価の低い自分…とマイナス評価が重なり、どんどん視野が狭くなっていってしまいますし、自尊心も下がってしまいます。

そんな時にまず一つお勧めしたいのは、「仕事以外の楽しみを充実させる」ということ。スポーツや音楽、博物館やお寺巡り…なんでもかまいません。

それはつまり、自分を評価する場所を「仕事」だけに限定せず、「自分をよしとするチャンネル」をいっぱい作るということです。仕事でうまくいかないことがあっても自分はここでがんばれる、胸を張れるという場があれば、気持ちを立て直すことができますし、そこで仕事へのエネルギー回復が可能になることもあります。

また、運動やリラクゼーションなど、53ページを参考に、自分に合ったリラックス法をいくつか実践したり、太陽に当たるだけでも気分が安定してきます。運動はわざわざジムに行かなくても、簡単な散歩でもＯＫです。プチ達成感を感じられる部分的な掃除も、効果があります。「半分しかできてない」ではなく「半分できた」とか、「失敗は成功のもと」と考え方の切り替えをする72ページの「リフレーミング」も大切です。

仕事と自分の時間、どちらかだけに傾きすぎてしまわず、バランスを取る必要がありますが、仕事でがんばれるようにするためにも、仕事以外で自分らしくいられる場所を確保できるようぜひ何かを見つけてみてください。

ただ、気持ちがかなり落ち込んでしまって、趣味を見つけたり、出かけたりする気力さえ起きないということもあるでしょう。そんな時、無理は禁物です。仕事に出かけられないくらい体が動かない、憂うつという時には、早めに病院にかかって、専門家に相談することも考えてください。

●トラブル編

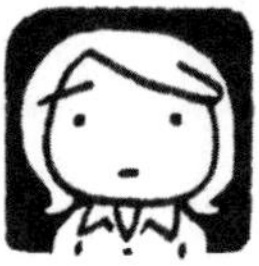

Q10 たまたま自分の担当ではないお客様の電話を取って「対応が悪い」と叱られ、腹が立ちました。

A クレーム処理は、怒鳴られることが多く、自分が無関係の場合は、怒りがこみ上げてきますね。しかしクレーム処理は会社の大切な仕事の一つで、お客様に対して理不尽だと思っても、まず謝ることが仕事の一部です。

いつこのような電話を受けても焦らないようにクレーム処理対応の会話のパターンやマニュアルを自分なりにしっかり作成して、まずは「大変失礼しました」と謝罪する練習をしましょう。

あなたの印象が会社の印象になりますから、会社に対してお客様がマイナスのイメージを持たないように、とにかく「すぐ謝る」ことが大切です。対応が実際悪いかどうかはじっくり後で検証するとしても、まず、お客様にマイナスイメージを与えない対応をすることが一番の優先順位なのです。

外部の人と接する時には特に、しっかり2人称，3人称の視点を持って、64ページのヒント3にある「怒りのコントロール」の基本を理解し、自分に合った方法で、まず謝るパターンをスキルとして身につけましょう。

仕事の場合、相手の落ち度が100％だと思っても、ぐっとこらえて個人の感情を封印し、謝ることが自分にもよい結果をもたらすことが多いです。そうすると案外、相手から「自分のほうにも落ち度があった」と言ってくれることもあり、誠実さを認められて受注が増えるということもあるかもしれません。「今だけの感情」に左右されず、少し先を考えることが社会人として求められます。（↓110ページ）

Q11 私はおっちょこちょいで、毎日のようにトラブルを起こしては叱られています。どうしたら改善できるのかがわかりません…。

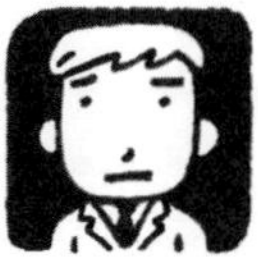

A 毎日トラブルが続くのはつらいですよね。まずは次のような手順で、自分がどういう場面でトラブルを起こしてしまうのかを整理してみてはいかがでしょうか。

まず「事実」から「現状」を把握する

「これまでどのようなことがあったか」をリスト化してみます。

- **何をしている時にトラブルが起きたか**
- **自分はその時どのような対応をしたか**
- **周囲の人にどんなことを言われたか**

など、できるだけ具体的に、事実を書き出してみるのです。仕事だけでなく、これまでの生活においても似たようなトラブルがあれば、家族や友人に聞いてみてもよいでしょう。記述する際は、自分の意見や感想はなるべく入れず、事実のみを挙げるように心がけてください。

現状の課題に対し、どのような対策が必要かを検討する

書き出した事実を並べ、それぞれに共通する課題を検討してみます。何が原因なのかまではわからなくても、「どうもいつもこういう場面でトラブルが起きている」という、何かしらの共通点を見つけ出すだけでもよいでしょう。

自分一人で考えるのが難しければ、そのリストを家族や友人に見せて「考えられるトラブルの原因」について意見をもらったり、可能であれば、同僚や上司に相談できるとよいでしょう。

そして例えば、「相手が怒っているのに、自分がそのことに気づくことができなくて、

余計に相手を怒らせてしまうようだ…」という状況が見えてきたら、「自分がそのことに対して何ができるか・できないのか」、自分で対策するには限界がある場合、「周囲の人に何をお願いしたらよいのか」を考えてみましょう。

最近では携帯やＰＣのリマンイダー機能やメモ機能、スケジュール管理機能を使いこなすことで、うっかりミスを減らすことができる可能性があるかもしれません。

また、重要な物は、なくしやすいので最初から預からない、忘れやすいものはスペアの用意を事前にしておくという対策も有効です。

自分が苦手なことが得意な人に、対策をアドバイスしてもらうのもよいでしょう。会議があるのを忘れるというような、「うっかり」が多い時、行く時に一声かけてもらうようにお願いしてもよいかもしれません。何か手伝ってくれた人には、特に率先して、自分が手伝えることは日ごろからしておきましょう。キブアンドテイクの関係が大切ですね。

●アフター5編

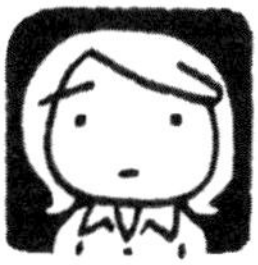

Q12 私は周りの人が残業していても、定時で帰ります。それっていけないことでしょうか？

A 就業時間が17時までであれば17時に帰宅することは誰にも責められませんし、当然の権利です。ただし、例えば大きなイベントが控えていて、準備が間に合いそうにない時、みんなが必死にやっている中で、一人当然のように帰宅するということは、心情的に受け入れがたいという空気を作ってしまうことがあります。

これこそが〝暗黙のルール〟であり、非言語的なメッセージなのです。同僚は、顔の表情、しぐさ、言葉のニュアンスで、「本当は残業してほしい」というメッセージを放っていることがあるのです。

あるアスペルガー症候群の方が、「空気は吸うもので、読むものではありません」と言いましたが、診断名の有無にかかわらず、自分は非言語的なメッセージがわからないタイプであるかどうかを自己チェックし、職場の常識、当然とされていること、暗黙のルールは、しっかり確認しておく必要があります。非言語的メッセージは、コミュニケーションの約90％と言われていて、それが理解できないと、コミュニケーションがうまくいかない場面が増えてしまいます。

とはいえ、誰かが残業していれば、必ず残業しなければならないということではありません。ただ、職場の状況によって「手伝って」とは言われないけれども「何かお手伝いしましょうか」と自分から言って作業を手伝うと、よい人間関係を築くきっかけにもなり、あなたの評価も高まります。「〝残業して〟と言ってくれればやるのに、なんで言ってくれないの⁈」と思う人もいるかもしれません。

言わなくてもやることを期待されている。これが本音と建前の理解です。以心伝心とは、非言語のメッセージだけでコミュニケーションするということです。すべての人が非言語のメッセージを正確に理解するわけではなく、理解度には個人差があります。「気が利く」というのも、非言語のメッセージを理解する力が基本となります。他のことに気を取られ、非言語のメッセージにうっかり気がついていないという場合もあるかもしれません。

しかし、用事があってどうしても残れない時に、無理をする必要はありません。そんな時には一言「お疲れ様です。すみませんが用事があるのでお先に失礼いたします」と、周囲へのねぎらいの言葉をかけられるとよいですね。

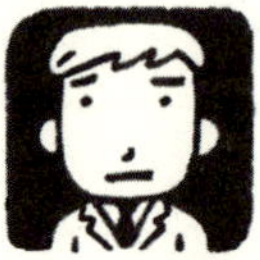

Q13 できれば会社の飲み会には参加したくないのですが…。

A 仕事とプライベートのあいまいなラインに位置する「会社の飲み会」は、参加するべきかどうかの判断が難しいところですよね。前もって「いつ飲み会を行う」と決まっていればよいですが、場の流れで突然決まることも多く、予定の変更が苦手な人や人付き合いの苦手な人にとっては、できれば避けたい状況かもしれません。

忘年会や新年会など、職場の行事として計画されているものは、できれば参加したほうがよいでしょう。これらは職場の人間関係を深めるために、どちらかというと仕事に近い位置づけで企画されることが多いようです。

実際、こういった場は仕事とはまた違ってリラックスした状況なので、普段思っていることや悩んでいることなどを相談しやすい場合もあるかもしれませんし、人間関係を築くよいチャンスにもなるでしょう。

日々の仕事の流れで「ちょっと一杯行こうか」というお誘いについては、行ったら行ったで楽しい時間を持てるかもしれませんし、もちろん義務ではありませんから無理をする必要もありません。

ただ、断る場合は「行きたくありません」とストレートに伝えてしまうよりも、「ちょっと今日は用事がありまして…」「体調が悪くて」などと伝えるとよいでしょう。

体調が悪くないのに、悪いとうそをつけない、つくことに罪悪感を感じるという人もいるかもしれません。これこそが本音と建前であり、本当のことを言わないというスキルも大変重要です。そして、さらに誘ってくれた相手の気持ち（2人称の視点）を受けて、「お誘いいただいて、ありがとうございます」と一言添えられるとベストですね。断るのが上手な人もたくさんいます。そんな時はこんな言い方もあるのか、と記憶しておき、必要に応じて使ってみましょう。

おわりに（ベターライフプロジェクトのすすめ）

あなたの人生は、あなた自身が選択したことの集大成です。

あなたは、これからどんな人生をプロデュースするでしょうか。この本が少しでもあなたのお役に立てればと思っています。

私の人生の転機は、ＡＤＨＤの存在を知り、「苦手なことは人に頼んでいい」ということと、「無理して自分を本来の自分以上に見せない」という選択肢ができた時でした。

人は誰にでも〝その人本来の輝き〟があり、それを輝かせる条件は人によって違うのです。失敗すると誰でもつらく、落胆することが多いでしょう。でも私は失敗した時、「失敗は成功のもと」と自分に言い聞かせ、切り替えていくスキルを実践するようになり、楽になりました。

結果が出ないと、通常は自尊感情が低くなりますが、失敗した私をなぐさめ、助けてくれる人の存在で、自尊感情が上がることも体験しました。

この本の中では〝自覚することの大切さ〟をいろいろな角度からご紹介しました。行動や価値観を変えることは難しいことです。もしすぐにできなくても、自分を責める必要はありません。そこに重要な理由があるかもしれないからです。

自分探しが一人で難しいときは、人と接すること、話すことから始めてみましょう。この時大切なのは、〝評価しない〟こと。「違う」というのは本来、「同じでないこと」であって、「まちがっていることではない」のです。

ほめられた時、素直に喜ぶことも実は、自分の価値観を変える第一歩です。自分が重要だと思わないことをほめられても喜べず、「自分はダメだ」と思うことばかりに注目してしまうことがあります。ほめ言葉を心の底から受け入れられなくても、自分のことを「すばらしい」と思える人もいるという事実に目を向け、少し視点を変えてみましょう。人間は得意なことは簡単にできるので、自分ではそれを長所だと思えないことがよくあります。自己理解、他者理解は重要ですね。

私は、NPO法人を主宰していますが、スタッフには次のような「高山恵子活用法」というものがあります。17項目ありますが、その一部をご紹介しましょう。

代表の高山恵子は「独特なくせ」を持っています。その多くはADHDに由来するものですが、周りの人々、特に〝ノンADHD〟の人には理解しにくい面もあり、スムースな人間関係を築き、効率的に仕事を推進させるために、高山恵子をうまく動かすポイントがあります。

●時間と日程管理のコツ…仕事に波がある。なかなか仕事にとりかからないので、締め切りは3日間ぐらい余裕を持って本人に伝える。無反応が続く場合、締め切り前に進行状況をチェックする。

●情報とモノの管理のコツ…大切なものは基本的に渡さない。情報は手元に原文を残す。

（連絡先などをすぐなくしてしまい、同じ情報を送ってほしいという依頼が何回も来ることがある）また、仕事はまとめて出さず、一つできたら次を出すようにする。５個以上同時に出すと、１個以上忘れることが多い。

●コミュニケーションのコツ…本音と建前がほとんど同じなので、ダイレクトな言い方をすることもあるが悪気は全くない。上下関係にこだわらず、マイナスのコメントで相手を恨むことはないので、気がついたこと、改善点や意見はどんどん直接言ってもＯＫ。

これは、眉間に皺を寄せながら…、というよりは、一緒に笑いながら活用するという感じでしょうか。

障害の有無に関係なく〝自分の取扱説明書〟を作ることは、自分の能力を最大限に発揮して、無用な誤解や対人ストレスを減らすために大切な作業です。

そう、〝自分の取扱説明書〟を作成することこそ、自分や、自分の大切な人の人生を、よりよくするスキルを身につける「ベター　ライフ　プロジェクト」なのです。みなさんも気軽に作ってみませんか？

振り返ってみると私は、自分が苦手なところは、それが得意な人を探し、アドバイスを求め、お願いし、心から感謝する…。その連続でサバイバルしてきました。

実は「何かができない」というだけでは、その人の自尊心は低くならないと私は考えています。その「不完全な自分」を、自分自身と自分にとってのキーパーソン（親や先生、パートナーなど影響を与える人）がどう評価するかということ。さらには、その評価を自分がどうとらえるか、で決まると考えています。

今回、言及することができませんでしたが、自分の実力が出せずに悩み、自己イメージが低すぎる人の多くに、親子関係の中で生じた心の傷が癒えていないことが見られます。そのため、深い潜在意識の中に「承認されていない自分」がくすぶり続けるのです。そして、ある人にとっては、虐待体験が後天的にメタ認知を歪め、表面的に発達障害の特性と同様な行動特性を示すこともあります。

もしかしたらそれは、「パステルゾーンの親子同士」であることが原因で生じたものかもしれません。つまり、親も子も互いに愛しているのに、相手のほしいものを、ほしい時に与え合うことができないというコミュニケーションのズレがあって、どうしても相手を受け入れられない（承認できない）ことから生じたものなのかもしれません。

それはパートナー（恋人や配偶者）との関係でも同様です。大切な人との関係を見直すために、いっしょにこの本を読んでみるのも一つの選択肢です。過去の体験は変えられませんが、過去の体験の〝解釈〟は自由に変えられます。過去の選択で、その時はつらく、結果が出なかったとしても、そこから学んだことがあれば失敗ではないのです。

この本の作成にあたり、多くの方に協力していただきました。

私のメッセージをインタビューからわかりやすい文章にまとめ、私が次々に出すアイデアを調整してくださった編集ライターの中野明子さん、小林留美さんには深く感謝しています。通常なら一人でやる作業をやってくださり、この本を短期間で作ることができました。一人なら10年かかったことでしょう。

また、北海道大学大学院教育学研究院・室橋春光教授には、メタ認知に関してのアドバイスをいただきました。さらに、NLP講座の山崎啓支先生からは、多くのインスピレーションをいただきました。ありがとうございました。

そのほか、精神科医・中野育子先生、キャリアカウンセラー・浜島美樹さんにもいろいろなアドバイスをいただきました。心から感謝します。

最後に——。今回ビジネス系の出版社さんから、この種の本を出すことは、初めてのことでした。発達障害は教育分野からスタートし、福祉分野に広がり、近年やっと就労分野でもスポットライトが当たるようになり、うれしく思います。

この本が、「自分はダメだ」と勘ちがいしている人や、「がんばっているけれど、なぜかうまくいかない」と感じている多くの人のお役に立てれば、私にとってもこの上ない喜びです。そのチャンスをくださったすばる舎さんにも心から感謝します。

２０１２年　秋

高山　恵子

【著者紹介】

高山 恵子（たかやま・けいこ）

ＮＰＯ法人えじそんくらぶ代表／ハーティック研究所所長／臨床心理士／薬剤師
昭和大学薬学部卒業後、学習塾を経営。

1997年アメリカ・トリニティー大学大学院教育学修士課程修了(幼児・児童教育、特殊教育専攻)。1998年同大学院ガイダンスカウンセリング修士課程修了。

専門はADHD等、高機能発達障害のある人のカウンセリングと教育を中心に、ストレスマネジメント講座などにも力を入れている。

現在、玉川大学大学院教育学部非常勤講師・昭和大学薬学部兼任講師。

◉委員・各種協力者としての活動

文部科学省：中央教育審議会初等中等教育分科会特別支援教育専門部会専門委員／特別支援教育ネットワーク推進協力者（全国小、中学校校長会、日本児童青年精神医学会等関係学会等の代表で構成）／小・中学校におけるLD、ADHD等の児童生徒への教育支援体制の整備のためのガイドライン策定協力者／平成18年度特別支援教育ネットワーク推進委員／厚生労働省：発達障害者雇用促進マニュアル作成委員会委員／「発達障害者施策検討会」委員／法務省：少年院等処遇プログラム検討会外部アドバイザー／内閣府：中央障害者施策推進協議会委員／元ＮＨＫ番組審議委員／元北海道大学大学院教育学研究科付属子ども発達臨床研究センター学外研究員

●執筆協力：（第3章アドバイス）中野育子（札幌こころの診療所院長／精神科医）
●取材協力：（第4章）浜島美樹（米国 CCE,inc. 認定 GCDF － Japan キャリアカウンセラー）
●編集協力：中野明子・小林留美
●装　　幀：松田行正・山田知子（マツダオフィス／牛若丸）
●イラスト：にいじまみわ

発達障害に気づかなかったあなたが自分らしく働き続ける方法

2012年11月27日　　第1刷発行
2016年 4月 1日　　第3刷発行

著　者 ── 高山 恵子
発行者 ── 徳留 慶太郎
発行所 ── 株式会社すばる舎
〒170-0013　東京都豊島区東池袋3-9-7 東池袋織本ビル
TEL　03-3981-8651（代表）03-3981-0767（営業部直通）
FAX　03-3981-8638
URL　http://www.subarusya.jp/
振替　00140-7-116563
印　刷 ── 図書印刷株式会社

落丁・乱丁本はお取り替えいたします

ISBN978-4-7991-0101-8 C0037